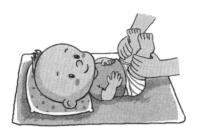
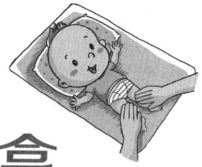

小儿推拿
饮食调养
孩子健康少生病

崔庆科 编著

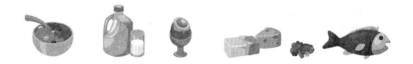

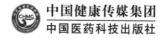

中国健康传媒集团
中国医药科技出版社

内容提要

内调与外养是打造宝宝不生病好体质的两大基石，而实现内调与外养的直接且有效的手段便是饮食营养与推拿按摩。本书从营养、推拿的角度出发，介绍了很多简单、实用的调理方法，帮助妈妈根据宝宝体质选择合理的调理手段，防治儿童常见病，为宝宝健康奠定基础。同时附有"宝宝健康加油站"，帮助妈妈为宝宝做好日常养护，让宝宝少生病，更健康。本书适用于家有0~12岁孩子的家长阅读使用。

图书在版编目（CIP）数据

小儿推拿　饮食调养　孩子健康少生病／崔庆科编著 . — 北京：中国医药科技出版社，2019.9

ISBN 978-7-5214-1064-8

Ⅰ．①小… Ⅱ．①崔… Ⅲ．①婴幼儿－饮食营养学②小儿疾病－推拿 Ⅳ．① R153.2 ② R244.15

中国版本图书馆 CIP 数据核字 (2019) 第 058623 号

责任编辑　曹飒丽
美术编辑　杜　帅
版式设计　潘明月

出版　**中国健康传媒集团**｜中国医药科技出版社
地址　北京市海淀区文慧园北路甲 22 号
邮编　100082
电话　发行：010-62227427　邮购：010-62236938
网址　www.cmstp.com
规格　$710 \times 1000\text{mm}^{1}/_{16}$
印张　14.5
字数　180 千字
版次　2019 年 9 月第 1 版
印次　2019 年 9 月第 1 次印刷
印刷　香河县宏润印刷有限公司
经销　全国各地新华书店
书号　ISBN 978-7-5214-1064-8
定价　36.00 元
本社图书如存在印装质量问题请与本社联系调换

前 言

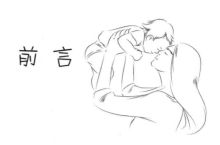

儿童是祖国的未来、民族的希望，同时也是家庭的希望和未来。孩子的健康是父母最为关注的问题之一，每一个家庭都希望孩子能够健康、茁壮地成长！

父母是孩子的第一任老师，同时也是孩子的第一位"医生"。由于儿童特别是婴幼儿，不能准确地表达病痛，因此儿科自古被称为"哑科"。父母与孩子朝夕相伴，能够及时把握宝宝不舒服的信号，并将病情准确地反馈给医生。宝宝健康与科学的饮食、合理的护理是分不开的，因此掌握一定的饮食、营养知识与常用的儿童保健、护理常识，是父母及孩子监护人必备的。

本书从儿童健康必需的营养、常见疾病、小儿推拿操作手法、食疗等几大方面入手，教给家长呵护儿童健康的小常识，从日常简单的小做法，就可以提高宝宝的抵抗力，达到"防患于未然""未病先防"的效果。

作为一名儿科博士，同时也是一名儿科医师，在日常与家长聊天时，我发现他们很多做法都是不恰当的。尤其是在宝宝生病时，家长就不知所措，相信各种各样的"补品""保健品"，这些对宝宝健康有百害而无一利，及时就医、寻求科学救治才是必需的。但是"三分治七分养"，科学合理的护理同样很重要。本书的编写，旨在给家长提供日常护理宝宝健康的常识。孩子未生病时，可以达到全面调理孩子的体质，提升免疫力，防患于未然的目的；孩子生病时，可以帮助家长辅助医生做好日常保健工作，内调外养加速孩子痊愈。本书旨在打造一个良性循环，从根本上提升宝宝体质，让那些经常出现在宝宝身边的小病痛能离宝宝更远一些。

本书盘点孩子身体所必需的营养素和常用推拿手法，提纲挈领，帮助妈妈们快速入门；分阶段、有侧重地补充营养，让营养补充更合理，更适于孩子吸收；通过饮食营养的内调和推拿按摩的外养进行调理，让孩子身强、体壮、头脑聪明、免疫力更完善；选取 35 种宝宝常见小病痛，介绍行之有效的饮食调养与推拿调养方法，方便妈妈们学以致用。

与此同时，本书附有"宝宝健康加油站"，内容涵盖日常注意事项、疾病护理等内容，让宝宝的健康更多一点。另外，本书所用穴位均配有高清图片，方便妈妈对照取穴，快速使用。

本书是一本专门为孩子准备的保健书，饮食营养＋推拿按摩——简单又有效的绿色疗法。只要妈妈用好自己的一双手，便能让宝宝远离打针吃药的痛苦，养出健康好体质，还能增进亲子感情，一举数得。

最后，衷心祝愿宝宝能够健康茁壮成长！

编　者

2019 年 5 月

目 录

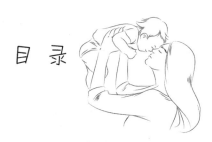

🌻 **Part1 配营养、学按摩，妈妈是宝宝的健康顾问**

营养决定宝宝健康，补对营养身强体壮 /002

告别儿童营养饮食误区，让孩子拥有健康好体形 /006

常见营养素，怎么吃才能发挥健康功效 /014

饮食营养，要贴合孩子不同阶段的生理特征 /019

经常给宝宝按摩，促进宝宝健康 /022

掌握小儿推拿手法，让推拿更科学、安全 /025

寻穴定位，帮助妈妈找准宝宝身体穴位 /029

宝宝身体娇弱，推拿注意事项妈妈要牢记 /052

🌻 **Part2 宝宝不同阶段，补充营养有侧重**

新生儿时期，科学的母乳喂养是关键 /057

母乳不足时，混合喂养弥补宝宝营养缺失 /061

4~6 个月，及时添加营养丰富易消化的辅食 /066

7~9 个月，可以给宝宝吃易于消化的肉类辅食 /068

10~12 个月，断奶食谱让宝宝安稳度过断奶期 /071

1~3 岁，补脑益智的营养补充是饮食关键 /073

3~6 岁，多样营养帮助宝宝增强免疫力 /077

7~12 岁，营养全面均衡促进孩子生长发育 /080

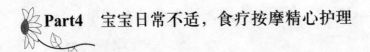

Part3　营养按摩日常保健，为宝宝健康奠定基础

消除疲劳，善用食疗巧按摩 /084

改善睡眠，按摩三穴位常喝热牛奶 /088

安神定志，清补肝经是好方法 /092

益智健脑，丰富饮食巧推拿 /095

开胃消食，推脾经并注意饮食调养 /099

健骨强身，补钙的同时勤按摩 /102

Part4　宝宝日常不适，食疗按摩精心护理

吐奶，搓热手掌按摩小肚子 /107

频繁打嗝，喝热橘皮水揉揉小肚子 /110

不停流口水，调补脾胃是关键 /114

夜间盗汗，补钙捏脊双管齐下 /117

受惊啼哭，安神汤加轻拍背 /120

暑热来袭，适当给宝宝喝点菊花粥 /123

遗尿症，耳穴压豆法可缓解 /126

感冒，注意饮食善用推拿见效快 /130

头痛，按揉列缺穴可缓解 /134

流鼻血，食疗推拿来解决 /137

咳嗽不停，找准病因巧治疗 /142

百日咳，萝卜蜂蜜饮能减轻 /146

发热，推天河水退烧快 /149

生长痛，局部热敷加按摩 /153

长期磨牙，补养神经勤按颊车穴 /156

湿疹过敏，艾草煮水加按摩来缓解 /159

荨麻疹反反复复，清热解毒帮助根治 /162

水痘，正确推拿出痘快 /166

Part5 宝宝五官常见病，食疗按摩恢复快

沙眼，穴位按摩配桑叶水消炎快 /170

急性结膜炎，明目粥养肝护眼 /173

睑腺炎，饮食调理加划背法 /177

中耳炎，饮食调养加按摩可缓解 /180

口腔溃疡，补充维生素加按摩 /183

鹅口疮，番茄汁加按摩效果好 /186

过敏性鼻炎，开天门、搓鼻梁有帮助 /189

Part6　宝宝肠胃不适，食疗按摩双管齐下

积滞，麦芽饮加揉板门 /193

厌食，捏捏脊背胃口好 /196

腹泻，食疗按摩缺一不可 /200

痢疾，症状不同调理方法有区别 /204

急性胃肠炎，饮食推拿辅助宝宝痊愈 /209

慢性胃炎，坚持调理防复发 /213

腹痛，饮食调理加配套按摩 /216

腹胀，分清病因再按摩 /219

便秘，坚持摩腹法效果好 /222

Part1 配营养、学按摩，妈妈是宝宝的健康顾问

饮食营养、小儿推拿，是宝宝内调、外养，健康成长的"法宝"。妈妈作为宝宝的"私人健康顾问"，学会营养搭配、小儿推拿，可以在宝宝的成长过程中，为宝宝的健康保驾护航。

营养决定宝宝健康，补对营养身强体壮

儿童是家庭的希望，也是国家的未来。无论是想让孩子赢在起跑线上，还是想让宝宝将来能为国家做贡献，都离不开良好的身体素质与健康的体魄。妈妈作为孩子的"私人健康顾问"，了解足够的营养知识对于守护孩子的身体健康十分有必要。在日常饮食中，妈妈要怎么科学、合理地安排孩子的一日三餐，使其能够摄入均衡、充足的营养是一门学问。

在孩子的成长过程中，有两个发育高峰期，一个是婴儿期，另一个是青春期。婴儿期是指从出生到满1周岁以前的这段时期，是宝宝出生后生长发育最迅速的时期。举个例子，如果宝宝出生时的体重为3千克，到1周岁的时候体重可以达到出生时的3倍左右，约为9~10千克；如果身长在出生时约为50厘米，发育正常的情况下，宝宝一般每月可以增长3~3.5厘米，到4个月时可增长10~12厘米，1岁时身长可达到出生时的1.5倍左右。青春期是指生殖器官发育成熟、第二性征开始发育的时期，是

什么是第二性征

第二性征是指孩子在青春期出现，到了成年期大部分或全部保留的生理特征。男孩主要表现为胡须、腋毛、阴毛显著生长，肌肉变得发达，骨骼开始粗壮，喉头突出，声音变得低沉等。女孩主要表现为腋毛、阴毛增长，乳房隆起，骨盆宽度增加，皮下出现丰腴的脂肪，月经来潮等。

儿童逐渐发育为成年人的过渡期。此时人体开始迈向成熟期，所需要的营养元素更加多样化。试想一下，如果在这两个高速发育期的营养供给不足以支撑孩子的发育需要，或者营养过分充足导致孩子生长发育过头，那么对孩子身体健康的影响将是非常大的。

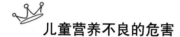

儿童营养不良的危害

生长发育迟迟　营养不良在最初可能不会有非常明显的表现，也不会影响孩子的正常发育。但是时间一长，营养不良的情况逐渐加重，会导致骨骼生长发育迟缓，让孩子的身高和体重变得低于同龄孩子。

精神差　营养不良较为严重的孩子，会出现精神低迷的症状，同时伴有身体温度偏低、食欲不振、头发枯黄无光泽、面色萎黄、便秘等不良反应。如果此时不及时调理，营养不良进一步加重，会使孩子的身体器官受到损伤，比如心肺功能下降、心率杂乱、低血压等。

免疫力下降　营养不良会导致孩子的免疫功能下降，抵抗力降低，孩子更容易患病，尤其以呼吸道、肺部、尿道、耳道等容易受到感染为主要表现，比如反复感冒、腹泻等。而且孩子经常腹泻会导致身体内的营养进一步流失，与原本的营养不足形成恶性循环。

血糖低　营养不良还会导致孩子低血糖，或突然面色发白、脉搏跳动减缓，严重时会呼吸暂停，若遇到这种情况应及时把孩子送到医院进行救治，以免因此而出现性命之忧。

儿童营养过剩的危害

肥胖　很多妈妈都喜欢孩子白白胖胖的，认为这是健康的象征，其实如果孩子在较小的时候就有肥胖的情况，会导致身体新陈代谢异常，身体功能出现障碍。患病时间越长久，对身体的损伤就越大，成年之后出现三高、胆结石、痛风等疾病的概率也会大大增加。

性早熟　性早熟的产生大多与孩子摄入激素导致体内激素含量超标有关。性早熟对孩子的生理、心理均会造成不良影响。在生理方面，孩子的骨骼生长时间缩短，制约身高增长；从心理方面，会使孩子过早意识到两性关系，容易出现早恋现象。但是此时只是过早意识到两性关系，孩子年龄毕竟还小，心智不成熟，自我控制能力较弱，一旦控制不好，容易发生女孩早孕、男孩性侵犯等状况。

龋齿增加　孩子的饮食一般以蛋白质和能量高的食物为主，有一定黏性，容易粘在孩子牙齿的边缘。如果不注意牙齿清洁，很容易导致牙齿被腐蚀，形成龋齿。

心理消极　孩子营养过剩造成肥胖，容易受到身边小朋友捉弄，长期如此会影响孩子的心理健康，比如出现自闭、躲避社会等现象，而且可能出现恶性循环，对孩子成长不利。

儿童营养饮食搭配

营养均衡　对于宝宝的饮食营养来说，主食居于主要地位，其次是蔬菜，易于消化的肉类作为辅食食用。主食要粗细搭配，细粮为主，粗粮为辅，帮助宝宝胃肠道良好运作；菜肴要荤素搭配，蔬菜为主，肉类为辅。其他食物，如果是水果等天然食物，适量食用，如果是甜品、零食、油炸和烧烤食品等应尽量少吃或不吃。

烹调科学　孩子的饮食烹调有别于成年人，首先，清洗一定要到位，避免化肥、农药、虫卵等对孩子的伤害；其次，蔬菜要洗干净后再切，这样既可以避免有害物质进入食物内部，又可以避免水溶性营养素的消耗；再次，食物烹调以蒸、煮、炖、大火快炒等相对健康的烹调方法为主，避免维生素 C 大量流失；最后，烹调要少油、少盐，而且烹调过程中加盐的时间不要太早，以免造成不必要的营养损失。

清洁卫生　孩子的免疫系统尚不完善，抵抗力较成年人低，所以日常饮食卫生就变得尤其重要。比如尽量少让孩子吃生冷食物；凉的肉类熟食不宜马上食用，应该用微波炉加热或者用锅蒸热后再给孩子食用；应季的蔬菜要先洗干净，再炒熟了给孩子吃；厨房卫生要注意，烹饪工具要及时清洗、擦干，并且定时消毒，防止发霉或者滋生细菌。除此之外，饭前便后要叮嘱孩子洗手。

少食多餐　孩子的胃还比较小，一次不可能吃太多食物，但是孩子的消耗又很大，所以建议少食多餐。最好采用"三餐两点制"，在早、中、晚餐之间分别加一次健康点心。

根据不同年龄及时调整营养搭配　0~6 个月的宝宝以母乳为主，在母乳充足的情况下不必考虑营养搭配；6~12 个月的宝宝处于快速生长发育期，单纯靠母乳已经无法满足其生长需要，所以在保证母乳喂养的基础上，可以增加配方奶、辅食的摄入量，母乳和配方奶的总量在 600~800 毫升，辅食以果泥、菜泥等泥糊状辅食为宜；1~3 岁的宝宝生长发育速度较之前变缓，但对营养的需求较高，所以在保证每天母乳、乳制品的摄入量在 350 毫升左右的基础上，可以增加谷类食物 100~150 克，蔬菜、水果 150~200 克，鱼禽肉蛋等动物性食物 100 克，植物油 20~25 克，水 600~1000 毫升；学龄前的宝宝已经断奶，食物开始贴近成年人，每日主食摄入量为 180~260 克，蔬菜为 200~250 克，水果为 150~300 克，鱼虾为 40~50 克，肉类为 30~40 克，蛋类为 60 克，奶及奶制品为 300~400 克，豆及豆制品为 25 克，植物油为 25~30 克；6 岁及以上的宝宝在学龄前宝宝的饮食基础上，食物应更加丰富多样，同时应增加食量。到时妈妈可以根据宝宝的具体情况进行相应调整。

告别儿童营养饮食误区，让孩子拥有健康好体形

宝宝茁壮成长离不开科学、合理的饮食营养搭配，但是日常饮食中，各种饮食营养误区着实不少，让妈妈防不胜防，或者明明知道却拗不过孩子，想不出行之有效的解决方法。本节带着妈妈们了解儿童营养饮食误区，让宝宝不会因为饮食而出现过胖、过瘦等健康问题，让孩子拥有健康好体形。

儿童营养饮食误区

食品添加剂未引起高度重视　在我国，糖精、香精、食用色素等食品添加剂的使用量有明文规定，按照规定制作的正规儿童食品，添加剂的使用在安全范围内，质量是有保障的，孩子食用不会引起安全问题。但是由于孩子还在生长发育时期，仍然不宜食用过多，以免引发其他不可预测的副作用。

零食当主食　可乐、煎炸食品、糖果、薯片、方便面、汉堡包、罐头等食物通常被称为"垃圾食品"。这些食品因为色彩鲜艳、口感丰富，往往是孩子非常喜欢的日常零食。但是这些食品大多数都是属于高盐、高糖、高热量、高食品添加剂的不健康食品，经常食用，尤其是大量食用，甚至占用了主食的量，会降低营养素的吸收利用率，对孩子的身体、智力均会造成负面影响。

解决方案：对于以上两大营养饮食误区，家长如果不知道如何解决，

可以试试以下方法。

　　方法一，转移宝宝的注意力。孩子迷恋零食，主要是因为这些食品口感丰富，加之孩子闲来无聊，就会非常想吃这些东西。此时可以趁着宝宝看不见，把零食都藏起来，当孩子哭闹着要吃的时候，哄着宝宝玩游戏、看动画片等，转移宝宝的注意力。等宝宝注意力转移了，心情好了，再告诉宝宝这些东西不好，没有营养，并列举宝宝喜欢吃的健康食物，告诉宝宝这些健康的食物才能让他变聪明、长高个等。总之，妈妈们要谨记，一定不要让零食成为哄孩子，给孩子解闷的"法宝"。

　　方法二，不给宝宝买垃圾食品。家里有垃圾食品，自然会吸引宝宝的目光，让宝宝难抵诱惑。很多妈妈们会有"恻隐之心"，觉得不让宝宝吃零食很残忍。但是零食并不等同于垃圾食品，这一点可千万别混淆了。对宝宝健康有益的新鲜水果、坚果、粗粮饼干、芝麻糊、酸奶等都可以成为零食。当宝宝想吃时，妈妈们变着花样的给宝宝吃些健康的零食即可。比如宝宝喝酸奶喝烦了，可以在酸奶中加一些宝宝喜欢的水果、坚果等，换一种口味；吃粗粮饼干吃烦了，可以自己给宝宝烘焙一些，加牛奶改变口感，换个模具改变样子等，都可以再引起孩子的兴趣。

　　方法三，选择口味相近的健康食品。垃圾食品的口味不是不能替代的，只要妈妈们多一些细心和创意就能做到。比如宝宝喜欢乳酸菌，可以用不同口感的酸奶代替；喜欢膨化食品，可以在日常食物中加些海苔。

　　混淆食品的成分和功能　食品的成分、功能相对专业，可能妈妈们不是十分了解，容易听信广告、宣传等而混淆其真正的营养。比如牛奶、酸奶等乳制品和钙奶、酸奶饮料等饮品，前者是营养饮品，后者是饮料，妈妈们如果因为听信宣传用后者替代前者，健康效果还不如最普通的牛奶。除此之外，果汁和新鲜水果也是如此，用果汁替换掉新鲜水果，这么做也无法满足宝宝身体对营养的需求。

解决方案：如果家长想要了解食品的成分和功能，就不要迷信广告、宣传，而是自行查看食品配料表。可以在网上搜索了解配料表中自己不明白的那些名词，以此进行判断。比如妈妈们给宝宝选择无糖食品时，不要光看包装说明，因为无糖可能仅仅是"无蔗糖"，如果配料表中有葡萄糖、麦芽糖、乳糖等，说明这种无糖食品依然有糖，不宜过多食用；选择坚果时要以配料表上配料尽可能少、简单炒制的产品为好，配料表中调料及食品添加剂众多，且已经掩盖了原本坚果味道的产品均不宜选购，宝宝吃了容易增加身体代谢负担。

过多食用保健品　很多妈妈担心宝宝营养不够，会给宝宝选择一些保健品。比如增强免疫力的口服液、提升智力和保护视力的二十二碳六烯酸（俗称脑黄金的DHA）、强壮身体的钙铁锌、调理胃肠道的益生菌等。但是妈妈们要注意，宝宝生长发育所需的各种营养素一般来自于日常饮食。保健品的营养含量少，而且比较单一，如果宝宝食用过多不仅无法达到应有的功效，反而容易产生不良反应，有害无益。

解决方案：对于宝宝是否需要使用保健品，以及保健品要怎么选择、怎么服用、是否可以同时服用，一定要咨询专业的儿科医师，根据宝宝的身体状况，医生会给出专业的意见，不要自行盲目选购。同时，即使宝宝需要服用保健品，用法用量也要严格遵照医生建议或所附说明书进行，不可因为心急给宝宝过量服用。

以鲜榨果汁代替白开水　无论妈妈们是单纯地认为鲜榨果汁营养丰富，取代白开水给宝宝饮用，还是宝宝自己因为白开水没有味道而不喜欢喝，妈妈们都需要了解的是，白开水是宝宝口渴时的最佳选择，不仅解渴，还有助于宝宝排出体内垃圾，减少器官负担。自己给宝宝做的鲜榨果汁虽然口感好、营养丰富，但是糖分含量也比较高，容易使宝宝产生饱腹感，影响正常饮食。相对健康的鲜榨果汁不宜给宝宝常喝，其他饮料就更要注意了。

解决方案：如果是妈妈认为鲜榨果汁有营养而给宝宝饮用，那么解决方法很简单，妈妈们控制住自己就好了。如果是宝宝不喜欢喝白开水，妈妈可以通过各种各样的方法让宝宝爱上喝白开水。比如在白开水中加入鲜榨的果汁，随着宝宝的接受程度逐渐减少加入的鲜榨果汁量，直到宝宝能适应白开水淡淡的味道；在宝宝特别口渴时不要给宝宝准备饮料，而是只准备白开水，宝宝没有选择，也只能被迫喝下了，宝宝喝下之后要安抚、夸奖宝宝，让宝宝因此而逐渐爱上白开水；在宝宝玩得开心的时候喂他喝白开水，一般这种时候宝宝不会拒绝，喝习惯了就好了；一个饮水杯用久了宝宝会失去新鲜感，为此而不乐意喝水，此时妈妈可以让宝宝挑选他自己喜欢的杯子，待宝宝不喜欢喝水时，妈妈可以跟他说："你看，这个杯子你可喜欢了，你亲亲它，尝一尝它肚肚里装了什么呀？"用这种方法宝宝喂水，一般会很乖地喝水。当然，这种方法仅对于年龄较小的孩子管用，等孩子懂事之后，家长就可以跟孩子心平气和地讲道理了。

推崇迷恋进口食品　很多妈妈认为进口食品比国内的食品要好，但是通过有关部门的食品检测我们会发现，进口食品的质量也不是百分百达标的。其实，国内的食品生产也越来越正规，较之前有了很大的进步，很多食品也达到了出口食品的标准，给宝宝食用是完全没有问题的。如果条件允许，可以选择进口食品，但是在选择进口食品时不要迷信朋友圈、代购等，以免买到质量无法保证的假货。

解决方案：挑选进口食品，可以通过以下方法进行。

方法一，所有的进口食品必须有中文标签。中文标签需包括食品名称、配料表、净含量、生产日期、保质期、原产国或地区，以及代理商等内容。同时，标签必须载明食品的原产地以及境内代理商的名称、地址、联系方式。

方法二，学会分辨进口食品的真假。可以登录国家质量监督检验检疫总局的官网，查询进口食品的准入情况，看其是否符合国家标准。

方法三，注意保质期。食品都有保质期，进口食品因为长途运输或长期贮存可能已经不是很新鲜了，或者保质期存在问题。所以妈妈们要给孩子选购进口食品，一定要到正规超市或商场选购，并留心查看入境货物检验检疫证明等。

长期或只吃"精食" 随着生活水平的提高，我们的日常饮食变得以精食，即经过细加工的精米、精面等细粮为主，对于脾胃消化能力较弱的宝宝来说尤其如此。但是长期或只吃精食容易使宝宝体内缺乏 B 族维生素，阻碍神经系统正常发育。此外，也容易导致铬元素缺乏，使糖分滞留在血液中，影响眼睛屈光度，损伤孩子的视力健康，引起近视眼。

解决方案：精食不能天天吃，粗粮更不能天天吃，粗细搭配才是最好的食用方法。具体如何搭配可以参考以下方法。

方法一，粗粮不能每天吃。孩子脾胃较弱，粗粮不能每天食用，开始的时候 1 周吃 1~2 次，逐渐增加到 1 周 2~4 次为宜。而且每天吃粗粮的量要控制在 10~15 克，过少作用不大，过多影响脾胃消化。需要注意的是，1 岁以内的宝宝忌吃粗粮。

方法二，粗粮要搭配着吃。粗粮与细粮要搭配着吃，粗细粮搭配比例一般为 2∶3。同时，粗粮与粗粮也要搭配着吃，不要长期、单一地食用一种。红薯、土豆、南瓜、玉米、小米、紫米、高粱、黄豆、青豆、绿豆等都属于粗粮，经常换种类或者混合着吃比较好。

方法三，吃粗粮时要增加饮水量。粗粮中富含膳食纤维，可以促进胃肠蠕动，排毒通便，但是需要有充分的水分才能发挥作用，所以吃粗粮时要适当增加宝宝的饮水量，以防便秘。

过分偏食 很多妈妈知道偏食、挑食容易造成宝宝营养不良，但是却不知道，临床研究表明，宝宝对食物产生过敏反应，约有 30% 是因为偏食导致的。某些食物中含有一定量的毒素，宝宝若是因为偏食而一直吃某种食物，会使食物中的毒素在体内累积，当毒素累积的量达到或是超出人体可承受的量时，宝宝就会表现出过敏反应。

解决方案：宝宝偏食、挑食时，如果妈妈仔细观察，一般可以找到原因，解决原因往往就能改善宝宝偏食、挑食的情况。

方法一，避免长期饮食单调。无论是长期食用一种食物产生腻感，宝宝变得不爱吃它，还是长期食用一种食物习惯了，排斥某些新加入的口感有异的食物，都是宝宝挑食、偏食的原因。此时妈妈要做的是保证食物丰富多样，无论是口感上还是样式上都要多样化，这样才能让孩子尽快适应食物，改掉偏食、挑食的习惯。

方法二，改掉家长的纵容。很多家长担心宝宝吃饭的时候吃不够，在正餐之间给宝宝准备很多零食，以至于宝宝吃太多零食，胃肠道缺乏必要休息，导致消化功能减弱，食欲下降吃不下饭，出现挑食、偏食的情况；宝宝有挑食、偏食倾向的时候，家长有求必应，迁就孩子的口味，没有及时想方法纠正孩子的饮食要求；孩子喜欢边吃边玩，家长认为没有关系，追着孩子喂饭，只要孩子吃下去就可以，这种纵容和包办式喂食会分散孩子的注意力，弱化孩子的自理能力，让孩子食欲降低，吃饭兴趣降低，只挑自己喜欢吃的东西吃；家长厨艺欠佳；家长自身有挑食、偏食的习惯等，都会影响宝宝，使其形成挑食、偏食的习惯。此时家长要做的是，从自身找原因，有则改正，无则加勉。

如何让孩子拥有健康的形体

曾经人们都觉得宝宝白白胖胖才叫健康，但是随着人们对脂肪的认识逐渐增加，现在健康的形体才是妈妈们的心头好。虽然小胖长大后不一定变大胖，但是肥胖的概率却会大大增加。另外，有的孩子偏食、挑食，或者吃饭很少，看上去面黄肌瘦，此后营养不良、长不高的概率也会增加，所以为了宝宝健康，在饮食上应给予相应的调理，让宝宝维持健康的体形是非常重要的。

临床观察表明，大多数宝宝 6 个月之前都是肉嘟嘟的。长到 6~8 个月大，他们开始会坐、会爬，睡觉时间减少，玩耍时间变多，看上去会瘦很多。等宝宝会走、会跑，长高了，虽然因为成长体重上去了，但是看上去会比之前更瘦了。随着宝宝的变化，妈妈们的担心也会有所改变，曾经是怕宝宝太胖了影响健康，后来是怕宝宝太瘦了影响健康。其实妈妈们不必过于担心，在避开上文中所说的饮食误区的基础上，参考以下方法及时调整饮食，帮助宝宝均衡营养，便能在很大程度上保证宝宝健康。

母乳与配方奶，喝多少让宝宝自己掌握　大多数妈妈如果自己有母乳的话都会选择母乳喂养，但是有些妈妈母乳不足或没有，就会考虑混合喂养或者单纯的配方奶喂养。对于母乳喂养和配方奶喂养，妈妈们都容易陷入自己控制宝宝摄入量的误区，其实妈妈们应该把控制权交给宝宝，他们可以很好地掌控自己的饥饱。研究表明，母乳中热量不多也不少，刚好适合宝宝，而且母乳中富含饱食因子，能够在宝宝喝够母乳后发出饱足信号，让宝宝知道自己该停止了，不再继续吸下去。除此之外，宝宝可以通过不同的吸吮方式控制母乳中的热量大小。在宝宝饥饿时，吸收的是高热量的奶，渴了或者只是想要吸收母乳得到安抚时，吸收的则是低热量的奶。根据自身不同的需求，宝宝自己在无形中会控制得很好，不需要妈妈操心，只需要注意宝宝发出的饥饱信号，及时配合宝宝即可。

对于喝配方奶的宝宝而言，他们的自控性相对较弱，大都掌握在妈妈们手中。因为配方奶需要奶瓶喂养，妈妈们通过数刻度、看时间等来控制宝宝的奶量。可是妈妈们内心总是想让宝宝再多喝一点，不知不觉中导致宝宝摄入奶量超标。以至于打乱了宝宝本身的饥饱感知能力，形成吃饱后再多吃一会儿的习惯。研究表明，其实宝宝比家长更知道自己的饥饱程度，并能根据自身状况调整每日摄入的热量。因此，家长如果按照宝宝的年龄段、配方奶说明书喂养宝宝，不用怕宝宝撑了或饿了，因为宝宝会给家长发出"吃饱了"或者"还没吃饱"的信号，家长细心观察、总结即可。

固体食物不宜过早加入宝宝的"菜单" 无论宝宝是喝母乳还是配方奶，都不宜过早加入固体食物，因为过早添加固体食物容易造成宝宝肥胖。一般从宝宝4~6个月开始，可以给其添加辅食，但是辅食都以软烂、易消化的流质、半流质食物为主。一般建议等过了6个月，再给宝宝添加固体食物，不过仍然以燕麦、切碎的水果、入口即化的小饼干等食物为主。过了8个月，宝宝的吞咽功能逐渐完善时，适当添加可以让他自己抓握的食物，如香蕉切片、煮熟的胡萝卜条、面条等。此后根据宝宝的成长，逐渐增加固体食物即可。

食物的量与宝宝的拳头大小差不多为宜 临床研究表明，正常情况下，人的胃与自己的拳头一般大小，宝宝也是如此。妈妈们每次准备饭时，可以参考宝宝的拳头大小，把各色食物拼凑成宝宝拳头大小让宝宝食用，看看宝宝能吃多少。如果宝宝吃完觉得没有饱，哭闹、还要继续吃，那么再酌情添加少许；如果宝宝没有吃完就停下不吃了，也不要强迫宝宝吃完，只要在过了一两个小时之后注意观察一下宝宝，如果有饿的倾向，给宝宝加一次餐即可。只要给宝宝吃对了，营养达标了，宝宝吃多少就取决于他自己即可。

虽然遗传基因导致的肥胖或者过瘦不是单靠饮食就能调理好的，还需要及时入院进行检查治疗，得到更专业、具体的治疗，但是饮食中的营养搭配，也是其中非常关键的一环，妈妈们要引起重视。

常见营养素，怎么吃才能发挥健康功效

营养素是指食物中可以给人体提供能量，具有构成机体、组织修复，以及生理调节功能的化学成分。目前已知人体必需的营养素有40~45种，其中最主要也最常见的是碳水化合物、蛋白质、脂肪、维生素、矿物质。对于宝宝来说，这些营养素也同样重要，而且如何分辨好与不好，如何吃也十分讲究。

给宝宝好的碳水化合物 碳水化合物是由碳、氢和氧三种元素组成的一种能为人体提供热能的营养素。食物中的碳水化合物主要分成两类：一类是宝宝可以吸收利用的有效碳水化合物，比如单糖、双糖、多糖；另一类是宝宝不能消化的无效碳水化合物，比如膳食纤维，是人体必需的物质。

（1）糖类。绝大多数的宝宝天生就喜欢糖的甜味，宝宝也需要糖，不过可惜的是，糖对健康的负面影响相对较大，因此，妈妈们需要给宝宝适当、健康的糖。比如俗称"淀粉"的复合多糖就是比较适合宝宝的糖，多存在于谷物、土豆、豆荚、种子、坚果中。其次是果糖和乳糖，前者多存在于水果中，后者多存在于奶制品中。淀粉、果糖、乳糖进入人体后，在胃部、肠道经过消化吸收才能缓慢地释放能量，让宝宝接受起来更稳定、安全。而广泛存在于白糖、糖果、糖衣等甜味食品当中的葡萄糖、蔗糖几乎不需要在肠胃里进行消化，就能直接进入血液，导致宝宝血糖、能量快速升高，不利于身体健康。

（2）膳食纤维。对身体有益的碳水化合物，一定富含膳食纤维。膳食纤维不会被消化，是天然的通便剂，能帮助宝宝清除肠道中的废物。膳食纤维一般存在于蔬菜、水果的外皮，谷物的外壳当中，所以炒菜时不去皮、吃水果不削皮，或者适当食用没有经过细加工的谷物类，都能帮助宝宝补充膳食纤维。妈妈们可以简单地将其理解为我们前文中所说的粗粮，一般等宝宝1岁以后，再按照摄入粗粮的方法帮宝宝适当补充即可。

不要让宝宝缺了蛋白质　在宝宝生长发育过程中，蛋白质不可或缺。因为它负责宝宝的生长发育，组织的修复和更新，只有蛋白质充足，宝宝的每个器官才能生长完好。不过妈妈们对于蛋白质的补充不用过于担心。在宝宝1岁以内，母乳或配方奶中的蛋白质足以满足宝宝对蛋白质的需求，不用额外补充。在1~2岁时，每0.5千克体重摄入约1克的蛋白质即可满足宝宝对蛋白质的需求。以一个2岁，体重9千克的宝宝为例，所需的蛋白质从1杯酸奶和1杯牛奶中就能获得。除此之外，蛋白质存在于海产品（尤其是三文鱼）、乳制品（酸奶、牛奶、奶酪）、谷物（燕麦、大米、小麦、玉米、小米）、豆及豆制品等食物中。

给宝宝合适的脂肪　脂肪，尤其是胆固醇，近年来被不权威的机构渲染的名声不太好，因此低脂、不含胆固醇让不少食品厂家窥到商机，成为宣传食品健康的一部分，而且也蔓延到了儿童食品当中。其实，因为宝宝尚在生长发育中，其新陈代谢速度快，需要外界的能量来合成身体所需的成分来保证自己的正常生长，所以此时的宝宝是非常需要脂肪的。其中母乳中的热量，50%左右都是脂肪提供的，而且母乳中的胆固醇也十分丰富。而且如果妈妈们想要帮助宝宝均衡膳食，至少需要40%的脂肪热量。没有脂肪提供足够的热量，宝宝的能量、大脑、细胞膜发育，以及对其他营养素的吸收都容易受到影响。不过，此处所说的脂肪是适合宝宝的脂肪。

所谓适合宝宝的脂肪，是指来自海产品、亚麻油、鳄梨、蔬菜油、坚果酱等富含 Omega-3 脂肪酸的食物，它对婴幼儿的脑部发育至关重要。其次，宝宝也需要部分饱和脂肪，这类脂肪主要来自肉、禽类、全脂乳制品、蛋、奶油等食物，宝宝两岁之前需要适当摄入。在步入大龄儿童、青春期时要降低摄入量，以免使胆固醇升高，导致"三高"、心脏病等疾病的患病概率。

同时，妈妈们要警惕"坏脂肪"。其实脂肪本身没有好坏，但是天然的脂肪在加工过程中会变成对宝宝健康不利的物质，当妈妈们看到产品配料表中标有"氢化"二字时，都不宜选购。氢化脂肪，就是我们常说的反式脂肪，用在食品中能增加香味、延长保质期，但是过多摄入却会让血液中的胆固醇含量超标。一般情况下，氢化脂肪存在于油炸食品、糖果、饼干等食品当中。

除此之外，妈妈们可以着重了解一下二十二碳六烯酸，就是我们俗称为"脑黄金"的DHA，是一种对宝宝非常重要的不饱和脂肪酸。DHA是神经系统细胞生长及维持正常功能的一种主要成分，是大脑和视网膜的重要构成成分，在人体大脑皮层中含量高达20%，在眼睛视网膜中所占比例最大，约占50%，对胎儿、婴幼儿的智力和视力发育至关重要。DHA存在于母乳、配方奶粉、鱼类（每100克鱼中DHA含量超过1000毫克的有鲔鱼、鲣鱼、鲑鱼、鲭鱼、沙丁鱼、竹荚鱼、旗鱼、金枪鱼、黄花鱼、秋刀鱼、鳝鱼、带鱼等）、海参、干果、藻类等食物当中，妈妈们可以根据孩子的年龄段相应添加。

重视维生素但不盲目 维生素虽然不能像碳水化合物、脂肪、蛋白质一样直接为宝宝的身体提供能量，但是它可以让宝宝吃进去的食物发挥更好的作用。一般来说，人体需要13种维生素，既有我们熟悉的维生素 A、维生素 C、维生素 D、维生素 E，也有我们不熟悉的维生素 K 和只知道一个统称的 B 族维生素（硫胺素、核黄素、烟酸、泛酸、维生素 H、叶酸、维生素 B_6、维生素 B_{12}）。在这些维生素中，维生素 A、维生素 D、维生素 E、维生素 K 均储存在宝宝的脂肪当中，所以即使宝宝有一段时间不喜欢吃蔬菜，也不用担心宝宝缺乏这 4 种维生素。维生素 C 和 B 族维生素在人体中储存的时间较短，需要经常补充。尤其是非常脆弱的维生素 C，它属于水溶性维生素，容易在水煮过程中大量流失，所以用蒸、大火快炒等烹饪方式可以尽量多保留一些。除此之外，要保证食物的新鲜，经过长时间存放、冷冻、罐装之后，维生素 C 的含量会大量降低。

就我国多样化的饮食习惯而言，宝宝缺乏维生素的概率非常低，即使缺乏了，也能通过多样化的饮食很快获得，所以妈妈们保证宝宝的饮食多样化就行了。比如富含维生素的新鲜蔬菜、水果、谷物、蛋类、动物肝脏、鱼肝油等均适当摄入即可。如果孩子缺乏某种维生素，除非经过医生检查确认需要额外补充，否则妈妈们不要担心宝宝维生素摄入不足，如果自行选购维生素制剂帮助宝宝补充，以免维生素摄入过量反而给宝宝身体健康造成负面影响。

补充维生素的同时一般也能补充矿物质　矿物质又称无机盐，是构成人体组织和维持正常生理功能必需的各种元素的总称。矿物质像维生素一样，只要一点就能满足宝宝生长发育所需。宝宝必需的矿物质主要包括镁、钾、钙、铁、锌、硒、碘、锰、铬、钴、氟、钼等。它们的来源往往与维生素的来源重叠，所以通过食物补充维生素时，一般也能补充矿物质，不需要再额外补充。这里以镁、钾、钙、铁为例简单介绍一下，让妈妈们以作了解。

镁是宝宝肌肉、神经、心脏正常发育所必需的营养元素，也是免疫系统、骨骼发育的"助推器"，一般存在于深绿色蔬菜、豆类坚果、全麦食物当中。钾是维持宝宝神经和肌肉正常功能，调节体液酸碱平衡，调节血压和保持细胞内适宜的渗透压的重要营养元素，广泛存在于香蕉、橘子、哈密瓜、红薯、土豆、番茄、鱼类（尤其是鳕鱼）、酸奶、牛奶等食物中。钙是促进宝宝骨骼发育的重要营养素，广泛存在于奶及奶制品、豆及豆制品、禽蛋类，以及小白菜、油菜、茴香、芫荽、芹菜等绿叶蔬菜当中。铁是血红蛋白的主要组成成分，血红蛋白之所以能够将氧输送到全身的每个细胞中去，与其组成中含有铁元素有密切关系。铁元素还参与大脑的发育，长期铁缺乏可导致宝宝注意力下降、学习能力下降，并伴随行为障碍，而且还容易增加宝宝铅中毒的风险，广泛存在于蛋黄、动物肝脏、动物血、瘦肉、木耳、蘑菇、虾、豆类、芝麻酱、葡萄干、全麦面包等食物。

﷽ 饮食营养，要贴合孩子不同阶段的生理特征

儿童的生命活动起始于胚胎。从这个新生命在妈妈的子宫里着床的那一刻起，便始终处在生长发育的动态、连续变化的过程中。因此，不同年龄段的儿童形体、生理、病理等方面各有不同特点和差异，在养育、保健、疾病防治等方面也有不同的要求。根据各阶段儿童不同的生理特点，可以将孩子的生长发育按年龄分为以下 7 个阶段，每个阶段对于营养的需求是不一样的。

胎儿期 从受精卵在妈妈子宫着床，直到分娩断脐，属于胎儿期。更具体一些来说，胎儿期从孕妈妈末次月经的第 1 天算起，为期 40 周，280 天，俗称"怀胎十月"。胎儿期时，胎儿完全依靠母体生存，此时所需的营养完全来自母体。所以孕妈妈要做好自己的饮食调配，在专业医生的建议下补充营养。

新生儿期 自胎儿出生脐带结扎时起至出生后 28 天内称为新生儿期。胎儿出生后生理功能需要进行有利于生存的重大调整，因此妈妈们要很好地掌握新生儿的特点和护理，保证新生儿健康成长。因为新生儿期小儿的发病率高，常有产伤、感染、窒息、出血、溶血及先天畸形等疾病发生。所以新生儿期的饮食营养需要跟进。主要以孕妈妈的母乳为主，做到尽早开奶、尽早接触、尽早吸吮。除此之外，要做好保暖及预防感染的相关工作。

婴儿期 自胎儿出生 28 天后到满 1 周岁为婴儿期。婴儿期是小儿生

长发育最迅速的时期，需要摄入的热量和营养素，尤其是蛋白质特别高。不过由于婴儿消化和吸收功能还不够完善，婴儿期容易发生消化紊乱和营养不良。因此妈妈们要合理安排宝宝营养。一般情况下，宝宝在4~6个月之内，提倡全母乳喂养（如没有母乳，选择适合的配方奶喂养），4~6个月之后，由于宝宝对营养的要求增多，可根据宝宝的生长发育，适当地添加辅食，以满足宝宝日益增长的营养需求。8~12月之后，母乳已经不能满足宝宝的生长发育需求，需要考虑增加辅食的添加量，但在宝宝2岁之前，建议有条件的妈妈保持母乳喂养。

幼儿期　1周岁后至3周岁为幼儿期。这一时期宝宝体格增长速度较婴儿期减慢，但功能方面的发育速度加快，比如宝宝学会了走路，接触周围事物的机会增多，智力发育迅速，语言、思维和感知、运动的能力增强。同时，宝宝在幼儿期20颗乳牙逐渐出齐，咀嚼能力增强，并处于断乳后食物品种转换的过渡阶段，如果喂养不当、饮食失调，很容易发生脾胃病。所以此时的饮食营养宜科学、合理、均衡，避免宝宝偏食、挑食等情况出现。

学龄前期　3周岁后至7周岁为学龄前期，也称幼童期。此时宝宝的体格生长速度减慢，智能渐趋完善，好奇、爱问、求知欲强、可塑性高，是小儿性格特点形成的关键时期，也是智能开发最佳的年龄段。所以此时的饮食营养，在日常多样、均衡的饮食基础上，应注重提升补脑食物的摄入比重。比如深海鱼类、香蕉、花生、芝麻、玉米、大豆、南瓜、海带、牛奶等。同时要注意宝宝的口腔卫生，保护好牙齿。

学龄期　7周岁后至青春期来临为学龄期，泛指进入小学以后至青春发育期到来的一段时间。学龄期儿童体格生长仍稳步增长，乳牙脱落，换为恒牙，脑部形态发育已基本与成年人相同，智能发育更成熟，自控、理解分析、综合等能力均进一步增强，已经能适应学校、社会的环境。

此时应保证营养充足，尤其是可以帮助孩子保护视力、养护骨骼、补脑的饮食营养更要摄入充分。同时，应保证充足的睡眠，加强体育锻炼、注重孩子身心健康。

青春期 女孩从 11~12 岁到 17~18 岁，男孩自 13~14 岁到 18~20 岁为青春期。有的孩子早些，有的孩子晚些，但大体不会相差太多，都在此年龄段中。青春期是孩子从儿童向成年人过渡的时期，体格生长迅速，生殖系统发育逐渐成熟，第二性征逐渐明显。女孩乳房隆起、月经来潮；男孩喉结显现、变音、长胡须、遗精等。因此，饮食营养要因为性别不同而有略微的调整。比如，男孩、女孩的青春期饮食，除了要均衡、营养、三餐定时定量之外，男孩的青春期饮食应充分摄入动物性食物、大豆类食物和谷物类食物，注意高热量、高蛋白，以维持生长发育所需；少吃甜食，多喝水。女孩的青春期饮食应忌挑食，要增加富含蛋白质、维生素、矿物质的食物的摄入量；饮水以温开水为宜；月经期间忌辛辣、生冷、油腻等刺激性饮食。除此之外，还要合理进行生理、心理卫生和性知识教育，培养良好的道德情操，建立正确的人生观，保障青春期的身心健康。

经常给宝宝按摩，促进宝宝健康

妈妈们都希望宝宝可以健健康康茁壮成长，但是在宝宝成长的过程中，难免会遇到这样或者那样的一些疾病，如果宝宝的身体抵抗力、免疫力较弱的话，还会出现反复生病的情况，影响宝宝的身体健康，也降低了宝宝的生活质量。在宝宝生病之后，带宝宝去医院检查治疗的同时，妈妈们可以尝试一下小儿推拿。小儿推拿具有很多优点与作用，可以全面提升宝宝免疫力，为宝宝缓解不少小病痛。

小儿推拿对宝宝健康的作用

提高宝宝机体各项功能　现代临床医学研究表明，穴位与经络具备治疗病痛功能。根据具体病症，通过刺激经络上的穴位、经络的一部分或者整条经络，可以起到调和经络气血、阴阳平衡的作用。当阴阳平衡、气血畅通时，宝宝体内的正气自然充足，对风、寒、湿邪之气的抵抗力也会增强，降低患病概率。而且经过大量的临床实践证明，小儿推拿的确具有增强免疫功能的作用，使小儿气血充盈、五脏调和、发育正常等。

缓解或消除宝宝病痛　宝宝生病时，推拿身体的某一个部位或穴位，通过经络之间的联系，可以使其体内相应的脏腑产生生理变化，从而达到治疗疾病的目的。小儿推拿治疗范围很广，对于小儿感冒、发热、咳嗽、腹泻、腹痛、便秘、厌食、哮喘、流涎（流口水）、疳积（营养不良）、夜啼、遗尿、近视、肌性斜颈等常见病均有良好的治疗效果，这些在后续内容中会有更为详细的介绍。

未病先防，提高宝宝对疾病的抵抗力 小儿推拿不仅仅可以作用于疾病发生后，更关键的是它可以提高宝宝的防病能力，做到未病先防与防病传变。

（1）未病先防。小儿推拿可以使小儿气血调和，经络通畅，阴阳平衡，正气充足，因此可以起到让孩子不得病、少得病的功效。

（2）防病传变。小儿得病后，具有传变较快，容易发生危急状态的特点，在医生治疗的同时，配合使用小儿推拿，可以充分发挥小儿推拿的整体调理作用，起到预防发病、防止传变，以及发生危急病症的作用。

小儿推拿的主要特点

之所以建议妈妈们学习小儿推拿，除了它可以帮助宝宝调理身体、防治疾病之外，还因为它具有以下特点，适合妈妈们使用。

简单易学，方便易行 小儿推拿属于自然疗法，一般不需要器械、药品、医疗设备的辅助，只是依靠妈妈们的双手在小儿体表部位施行手法，就可以达到防治疾病的目的。简单易学，方便易行，不受医疗条件的限制，随时随地都可以实施，应用方便且节省费用。

见效快，疗效好 前文已经说过，小儿推拿的作用可以概括为平衡阴阳、调和脏腑、疏通经络、行气活血、扶正祛邪。对于很多小儿常见病、多发病有较好的疗效。更重要的是，小儿推拿对小儿有强身健体的功效，可以做到未病先防，提高孩子对疾病的抵抗能力。

安全稳当，不易反弹 只要对疾病诊断正确，并依照小儿推拿的操作手法，进行合理施治，一般不会出现危险或不安全问题。而且应用小儿推拿疗法治疗疾病，不会出现反弹及任何并发症。对尚在发育、身体较弱的孩子来说，小儿推拿疗法是非常好的治疗方法。更重要的是小儿推拿可以避免因为药物剂量、药物反应程度等不同容易出现的不良反应或毒性反应，没有毒副作用且利于疾病康复。

标本兼治，不易复发　疾病导致脏腑和气血功能下降是很多疾病反复发作的原因。小儿推拿根据中医的基本理论，在调理疾病的同时还可以加强气血循环，恢复孩子的脏腑功能，达到标本兼治、不易复发的目的。

痛苦小，孩子易于接受　相信很多妈妈都经历过给孩子喂药，孩子哭得声嘶力竭的"痛苦"，对于很多可以用小儿推拿防治的疾病来说，推拿比起喂药来说，孩子更容易接受。因为小儿推拿没有痛苦，孩子甚至可以在揉揉捏捏中有舒服的感觉。

预防保健，适用于家庭　小儿推拿除了有良好的儿童常见病治疗效果外，还有非常好的保健效果。日常生活中经常给孩子做保健推拿，可以增强小儿体质、提高小儿的抗病能力，非常适用于家庭。与此同时，操作小儿推拿时，妈妈与宝宝有亲密的肌肤接触和交流，可以促进亲子关系，形成融洽、亲近的关系。

掌握小儿推拿手法，让推拿更科学、安全

小儿推拿手法是妈妈们学习小儿推拿的基本要素之一，只有学会推拿手法，并且做到手法熟练、精确，才能保证小儿推拿的效果。以下九种小儿推拿手法，是宝宝日常保健、疾病防治中经常用到的方法，是妈妈们必备的。

推法　"推法"是用拇指或食、中两指指腹沿着同一方向推拿的一种方法。主要包括"直推""旋推"和"分推"三种。三种推法都是在表皮进行推拿操作，不推挤皮下组织，不同的是"直推"常用于"线状"穴位，"旋推"常用于手部"面状"穴位，"分推"则比较灵活，可以横如直线，也可以弯曲如弧线。

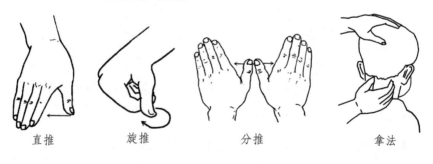

直推　　　　旋推　　　　分推　　　　拿法

拿法　"拿法"是用拇指和食、中两指相对用力，或用拇指和其余4指相对用力，提拿一定部位和穴位，做一紧、一松拿捏的一种方法。进行拿法时动作要缓和而有连贯性，不要断断续续；用力要由轻到重，不要突然用力。由于"拿法"对身体的刺激性较强，所以常配合其他手法应用于颈项、肩部、四肢上的穴位和肌肉较丰满的部位。

按法　"按法"是用手指或手掌逐渐用力向下按压孩子身体的一定部位或穴位的一种方法。主要包括"拇指按法"和"掌按法"两种，是一种刺激性较强的手法，常与"揉法"结合应用，组成"按揉"复合手法。"按揉"就是先按后揉，或者边按边揉。

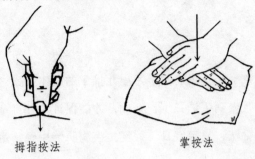

拇指按法　　　　　　　　　掌按法

摩法　"摩法"是食指、中指、无名指和小指并拢后，将指腹或手掌掌面放在一定部位上，以腕关节带动前臂，沿顺时针或逆时针方向做环形抚摩的一种方法。频率是每分钟摩动 120 次。

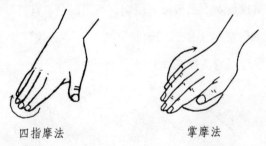

四指摩法　　　　　　　　　掌摩法

捏法　"捏法"是用拇指、食指、中指三指轻轻捏拿肌肤的一种方法，一般作用于孩子背部正中，称为"捏脊"。捏脊可分为两种方法，一种是拇指在前，食指、中指在后，另一种是拇指在后，食指、中指在前，

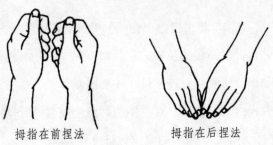

拇指在前捏法　　　　　　　拇指在后捏法

两种方法操作时都应由下向上捏拿。在进行捏法时每捏 3~5 遍后，即在第 4 或第 6 遍时，捏 3 次将肌肤捏住向上提拉一次，称为"捏三提一"，也可以捏 5 次将肌肤往上提拉一次，称为"捏五提一"。

揉法 "揉法"是用手指的指腹、手掌或大鱼际作用于孩子一定的部位或穴位上做环形揉动的一种方法。分为"指揉法""掌揉法"和"鱼际揉法"3 种。一般每分钟揉 120~160 次为宜。

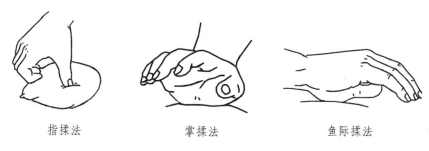

指揉法　　　　　掌揉法　　　　　鱼际揉法

掐法 "掐法"是用指甲着力重按穴位的一种方法。运用掐法时要用指甲垂直用力按压重刺，而不是抠动、掐破皮肤。"掐法"属于强刺激手法之一，常用于点刺穴位，是"以指代针"的方法。进行掐法操作后，可以用拇指指腹按揉操作部位，以缓解掐法给孩子带来的局部不适感，增加舒适度。

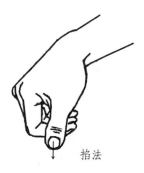

掐法

擦法 "擦法"是用手掌、鱼际或食指和中指两指的指腹着力于一定部位，做往返直线擦动的一种方法。包括"掌擦法""鱼际擦法"和"指

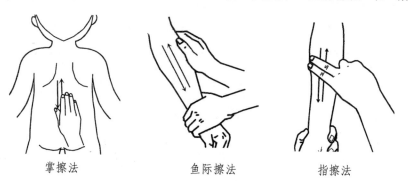

掌擦法　　　　　鱼际擦法　　　　　指擦法

擦法"三种。进行擦法操作时，无论是上下方向还是左右方向，都应直线往返，不可歪斜；往返距离要长；着力部位要紧贴皮肤，但不要硬用力压，以免擦破孩子娇嫩的皮肤；用力要稳，动作要均匀连续，同时让孩子保持自然呼吸，不可屏气。

搓法　"搓法"是用双手的掌面夹住或贴于一定部位，相对用力作快速搓转或搓摩，并同时作上下往返移动的一种方法。具体操作时可以用双掌小鱼际（手掌内侧，即近小指的一侧肌肉隆起的部分）夹住孩子某部位搓揉；也可以用单掌贴于孩子某部位作单向搓摩。用于上肢时要使孩子的上肢随手法略微转动；用于腰背、胁肋时主要进行搓摩动作即可。

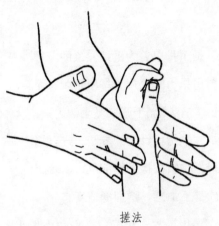

搓法

　　以上 9 种方法，无论使用哪一种，都要求动作轻快柔和、平稳着实。轻是指手法操作时所用的力度轻；快是指手法操作时所用的频率快；柔和是指操作手法要均匀柔和；平稳是指在操作时所使用的力度和频率要始终如一；着实是指操作时要紧贴穴位的表面，力度恰当，轻而不浮。只有遵循这些基本原则才能发挥小儿推拿应有的功效。

寻穴定位，帮助妈妈找准宝宝身体穴位

经络是隐藏在孩子体内的"天然药物"，小儿推拿可以发挥经络祛病强身的作用。不过，小儿推拿不是随便在孩子身上按一按就能发挥作用的，而是需要系统学习才能掌握的。其中，寻穴定位是妈妈掌握小儿推拿必学的知识之一。由于孩子还处在生长发育过程中，所以穴位与成年人存在一定的差异。而且循序定位要从孩子的尺寸出发才更为准确。

小儿推拿取穴方法

按摩取穴的方法有很多，比如体表标志取穴法、骨度身寸定位法、手指同身寸取穴法等。其中，比较简单也适合妈妈取穴使用的是手指同身寸取穴法，即以被按摩者的手指作为标准来定取穴的方法。因为是给宝宝按摩，所以寻穴定位必须用孩子的手指来测量，这样才更加准确。一般常用的尺寸定位方法有以下4种。

1 寸 以孩子拇指关节的宽度作为1寸。

1.5 寸 以孩子的食指和中指并拢之后的中节宽度为1.5寸。

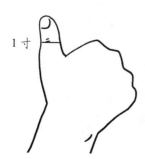

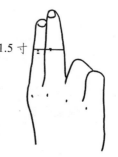

2寸 以孩子的食指、中指和无名指并拢的中节宽度作为2寸。

3寸 将孩子的食指、中指、无名指、小指并拢，以中指中节横纹处为准，四指宽度作为3寸。

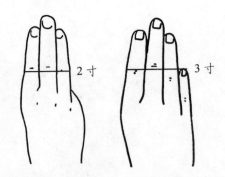

小儿推拿常用穴位

小儿推拿穴位不仅具有点状，还有线状和面状之分，穴位大多数分布在头面、四肢部位，尤其是双手分布居多。日常推拿中比较常用的有以下穴位，妈妈可以了解一下，用作小儿日常保健。

另外，本书中所用的穴位定位在此处都有详细介绍，其他地方用到时不再赘述，只配图片，方便妈妈快速定位穴位。

头面颈项部穴位 头面颈项部穴位以经穴为主，常用的有以下穴位。

（1）百会穴。位于两耳朵尖连线与头顶正中线的交点处（前额发际线正中直上5寸）。是三条阳经和督脉、肝经的汇集之处。常用按摩手法为按、揉，不过因为其在宝宝头部，力度要轻。有醒脑开窍、提振阳气等功效，适用于头痛、惊风、癫痫、久泻、遗尿等。

（2）高骨（耳后高骨）穴。位于耳后入发际，乳突后缘高骨下的凹陷中。常用按摩手法为揉、推运，有祛风解表、镇惊安神的功效，适用于伤风感冒、头痛、头晕、惊风、烦躁不安、耳鸣、耳塞、眼睛发红及疼痛等。

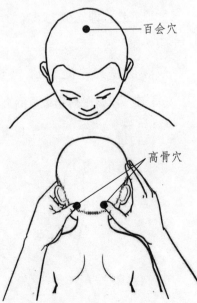

（3）囟门穴。位于百会穴前3寸正中处。常用按摩手法为推、揉、摩，有镇静安神、升阳举陷的功效，适用于惊风、烦躁、神昏、失眠、头痛、久泻、脱肛、遗尿等。

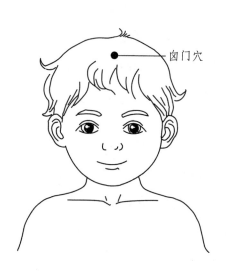

囟门穴

◀ **囟门穴使用方法** ▶

神志方面的病症多用推、揉法。用推法时，如果孩子囟门未闭合，仅推至边缘，或沿囟门两边缘推；用揉法仅限于囟门已经闭合的孩子，而且要手法要轻柔。久泻、脱肛、遗尿等虚证多用摩法，操作时需全程轻摩。

（4）天门穴。位于两眉中间，印堂至前额发际呈一直线。常用按摩手法为推，称为"开天门"。有开经络、开穴位、活气血、调阴阳、祛风解表、开窍醒脑、镇静安神、明目等功效，适用于头昏、头痛、流鼻涕、鼻塞、迎风流泪、眼屎多、眼睛发红等。

（5）攒竹穴。位于面部，眉毛内侧边缘凹陷处。常用按摩手法为按、揉，有通气止嗝的功效，适用于打嗝、眼睛红肿疼痛等。

（6）坎宫穴。从眉心到眉梢呈一横线。常用按摩手法为推，有疏风解表、醒脑明目、

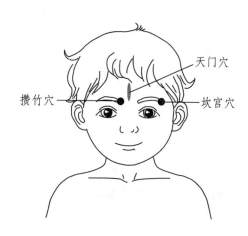

天门穴

攒竹穴

坎宫穴

止头痛等功效，适用于感冒发热、头痛、眼睛发红及疼痛、烦躁不安、惊风等。

（7）天庭（神庭）穴。位于头正中线，入前额发际0.5寸处。常用按摩手法为按、揉，有清头散风、镇静安神等功效，适用于癫痫、惊悸、失眠、头痛、鼻炎等。

（8）大天心穴。位于前额中部，天庭与眉心连线中点处。常用按摩手法为揉、掐，主治小儿眼睛方面的疾病，比如眼珠上视、眼珠下视、双目不开、口眼歪斜等。

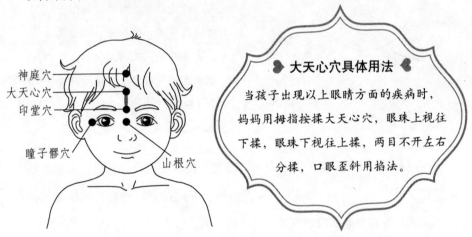

神庭穴
大天心穴
印堂穴

瞳子髎穴　　　　　山根穴

❖ **大天心穴具体用法** ❖

当孩子出现以上眼睛方面的疾病时，妈妈用拇指按揉大天心穴，眼珠上视往下揉，眼珠下视往上揉，两目不开左右分揉，口眼歪斜用掐法。

（9）眉心（印堂）穴。位于两眉头间连线与前正中线的交点处。常用按摩手法为按、揉等，有明目通鼻、疏风清热、宁心安神等功效，适用于头痛、结膜炎、鼻炎、额窦炎、鼻出血、面神经麻痹、三叉神经痛、高血压、小儿惊风等。

（10）山根穴。位于双眼中间，鼻梁上的低凹处。常用按摩手法为掐、捏，有明目、安神等功效，适用于眼睛红肿疼痛、迎风流泪、鼻塞不通等。

（11）瞳子髎穴。在面部，外眼角外侧0.5寸凹陷中。常用按摩手法为按、揉，有降浊祛湿、疏风明目的功效，适用于眼睛红肿疼痛、沙眼、头痛等。

（12）鱼腰穴。位于额部，瞳孔直上，眉毛中。常用按摩手法为按、揉，有镇惊安神、疏风通络的功效，适用于打嗝、眼睛红肿疼痛、沙眼、急性结膜炎、近视等。

（13）睛明穴。位于眼睛上下眼睑内侧端会合处稍上方的凹陷处。常用按摩手法为按、揉，有泄热明目、祛风通络的功效，适用于视神经炎、结膜炎等。

（14）四白穴。位于面部，双眼平视时，瞳孔正中央下约2厘米处。常用按摩手法为按、揉，有泻热明目的功效，适用于结膜炎、眼睛红肿痛痒、近视等。

（15）丝竹空穴。位于眉梢凹陷处。常用按摩手法为按、揉，有畅通眼周气血的功效，适用于结膜炎、眼睛红肿疼痛、头痛、牙痛等。

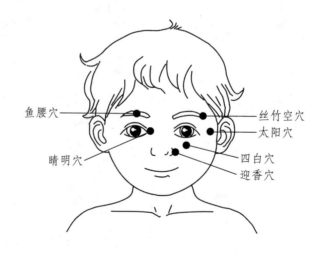

（16）太阳穴。在耳郭前面，前额两侧，外眼角延长线的上方。常用按摩手法为揉，向眼的方向揉为补，向耳的方向揉为泻。有开窍醒神的功效，适用于外感发热、头晕、头痛等。

（17）迎香穴。位于鼻翼旁开0.5寸，鼻唇沟中。常用按摩手法为揉，有宣肺通窍、疏风解表等功效，适用于感冒、鼻塞、流鼻涕、口眼歪斜等。

（18）鼻通穴。位于鼻孔两侧，鼻唇沟上。常用按摩手法为按、揉，有清利鼻窍、通络止痛的功效，适用于鼻塞、过敏性鼻炎、鼻窦炎、鼻出血等。

（19）人中穴。位于人中沟正中线上 1/3 与下 2/3 交界处。常用按摩手法为掐、揉，有开窍醒神、通窍散结、清热息风等功效，是急救要穴，适用于昏厥、惊风、抽搐、中暑等。

（20）牙关（颊车）穴。位于下颌角前上方 1 寸，用力咀嚼时，咬肌隆起处。常用按摩手法为揉，有利牙关、止流涎等功效，适用于牙痛、牙龈出血、牙关紧闭、磨牙、抽动、流涎等。

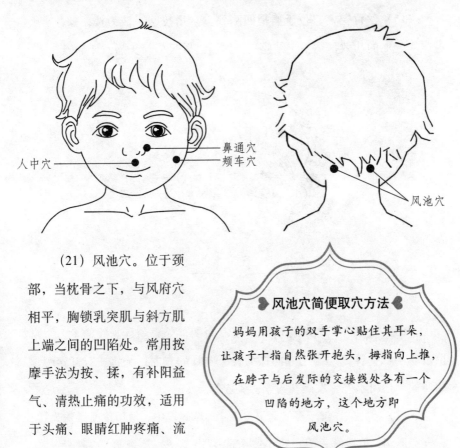

人中穴　　鼻通穴　颊车穴　　风池穴

（21）风池穴。位于颈部，当枕骨之下，与风府穴相平，胸锁乳突肌与斜方肌上端之间的凹陷处。常用按摩手法为按、揉，有补阳益气、清热止痛的功效，适用于头痛、眼睛红肿疼痛、流鼻血、感冒、荨麻疹。

◆ 风池穴简便取穴方法 ◆

妈妈用孩子的双手掌心贴住其耳朵，让孩子十指自然张开抱头，拇指向上推，在脖子与后发际的交接线处各有一个凹陷的地方，这个地方即风池穴。

（22）听宫穴。位于面部侧面耳屏前部，耳珠平行缺口，张嘴时呈凹陷处。常用按摩手法为按、揉，有聪耳开窍、宁神止痛等功效，适用于耳鸣、耳聋、中耳炎等。

（23）耳门穴。位于面部侧面耳屏前部上切际，听宫穴稍上方张口有凹陷处。常用按摩手法为按、揉，有开窍聪耳、泄热活络的功效，适用于耳鸣、耳聋、中耳炎、牙痛等。

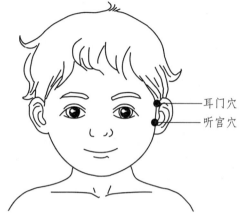

耳门穴
听宫穴

上肢部穴位　小儿推拿的穴位中，上肢部的穴位是最多的，上肢部也是小儿推拿操作的重点部位。上肢部穴位以特定穴为主，常用的有以下穴位。

（1）脾经穴。位于拇指末节螺纹面或拇指桡侧缘，由指尖至指根呈一直线。常用按摩手法为推，有补、清之分，可以防治小儿脾胃疾病。

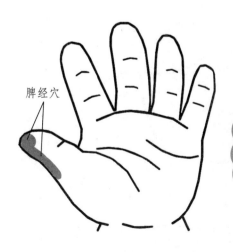

脾经穴

❧ **什么是桡侧与尺侧** ❧

桡侧和尺侧是医学上的方位词。以手掌为例，靠近小指一侧的称为尺侧，靠近拇指一侧称为桡侧。

（2）胃经穴。胃经穴的位置因为流派不同而略有差异，一种定位是位于手掌面，拇指第1指节（与手掌挨着的这一节）桡侧缘。一种定位是拇指第1掌骨（手腕与拇指相连的手掌部分）桡侧缘。临床上两种定位都可以操作，常用按摩手法为推，有清、补之分，有清脾胃湿热、和胃降逆等功效，适用于吐奶、呕吐、打嗝、泄泻、食欲不振等。

（3）肝经穴。位于食指末节（指尖这一节）螺纹面或食指手掌面，由指尖至指根呈一直线。常用按摩手法为推，有清、补之分，适用于烦躁不安、惊风、眼睛发红等。

（4）心经穴。位于中指末节螺纹面或中指手掌面，由指尖至指根呈一直线。常用按摩手法为推，有清热、泻心火、补益心血、养心安神等功效，适用于高热神昏、烦躁、夜啼、口舌生疮、小便短赤等。

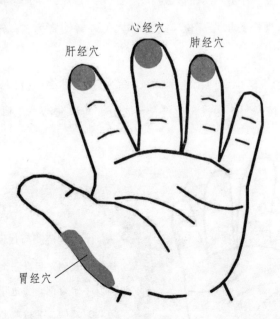

（5）肺经穴。位于无名指末节螺纹面或无名指手掌面，由指尖至指根呈一直线。常用按摩手法为推，有利咽止咳、顺气化痰、润肠通便等功效，适用于发热、感冒、咳嗽、胸闷、气喘、出虚汗等。

（6）肾经穴。位于小指末节螺纹面或小指手掌面稍偏尺侧，由指尖至指根呈一直线。常用按摩手法为推，有补肾益脑、纳气定喘、温下元、止虚火等功效，适用于先天不足、遗尿、尿频、咳嗽、惊风、癫痫、牙痛、小儿瘫痪后遗症等。

（7）四横纹穴。位于手掌面食、中、无名、小指中节横纹处。常用按摩手法为推、掐、揉。有理中行气、化积消胀、退热除烦等功效，适用于疳积、腹胀、厌食、咳喘、慢惊风、口唇破裂、发热、烦躁、肠胃湿热、眼目翻白、肚腹疼痛等。

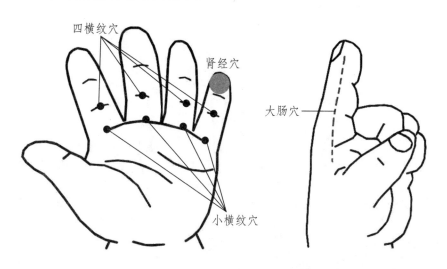

（8）小横纹穴。位于手掌面食、中、无名、小指手掌与指头交界关节的横纹处。常用按摩手法为推。有退热、散结、消胀等功效，适用于腹胀、疳积、消化不良、口疮、咳嗽等。

（9）大肠穴。位于食指桡侧缘，自食指尖至虎口呈一直线。常用按摩手法有清、补之分。从虎口推向指尖为清大肠，有清利肠腑、除湿热、导积滞等功效，适用于湿热、积食、身热腹痛、便秘等；从指尖推向虎口为补大肠，有涩肠固脱、温中止泻等功效，适用于虚寒腹泻、痢疾、脱肛等。

（10）小肠穴。位于小指尺侧边缘，自指尖至指根呈一直线。常用按摩手法有清、补之分。从指根推向指尖为清，有清热利尿的功效，适用于小便短赤、口疮、小便不通、发热、烦躁等；从指尖推向指根为补，有分清别浊的功效，适用于遗尿、小肠功能不足、下焦虚寒等。

（11）肾顶穴。位于小指顶端。常用按摩手法为揉。有收敛元气、固汗止表等功效，适用于自汗、盗汗、水疝等。

（12）肾纹穴。位于手掌面，小指距离手掌最远的指间关节横纹中心处。常用按摩手法为揉。有清热明目、补肾强身等功效，适用于眼睛红肿、干涩，鼻出血，发热等。

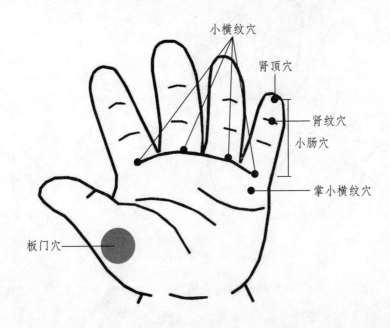

（13）掌小横纹穴。位于掌面小指根下，尺侧掌纹头。常用按摩手法为按、揉。有宣肃肺气、疏肝解郁等功效，适用于气管炎、百日咳、肺炎等。

（14）板门穴。位于手掌大鱼际平面。常用按摩手法为揉。有消食、化积、导滞等功效，适用于食欲不振、四肢乏力、积滞、腹泻、腹胀等。

（15）内劳宫穴。位于掌心中，弯曲手指时中指端与无名指端之间的中点。常用按摩手法为揉，左揉发汗，右揉泻心火、除烦躁，适用于发热、口干口渴等热证。

（16）内八卦穴。位于手掌面，以掌心为圆心，从圆心至中指根横纹的2/3处为半径，所作圆周，八卦穴即在此圆周上（对小天心者为坎，对中指者为离，在拇指侧离至坎半圆的中心为震，在小指侧半圆的中心为兑），共八个方位，即乾、坎、艮、震、巽、离、坤、兑。常用按摩手法为推，顺时针推称顺运内八卦，有宽胸理气、止咳化痰、行滞消食等功效，适用于胸闷胀满、呕吐、咳嗽等；逆时针推称逆运内八卦，有降胃气、消宿食、增饮食等功效，适用于食欲不振、打嗝等。

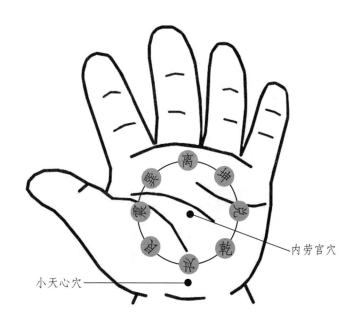

（17）小天心穴。位于大小鱼际交接处的凹陷中。常用按摩手法为揉、掐，有通窍散结、安神定惊、利尿明目等功效，适用于烦躁不安、惊风、抽搐、小便赤涩、眼睛红肿疼痛等。

（18）大横纹（手阴阳）穴。位于手掌面，手掌与手腕交界的横纹。近拇指端称阳池穴，近小指端称阴池穴。常用按摩手法为揉、分推，有平衡阴阳、调理气血、行滞消食、化痰散结等功效，适用于腹泻、腹胀、痢疾、呕吐、食积、烦躁不安、咳喘、痰液多等。

（19）总筋穴。位于掌后腕横纹的中点。常用按摩手法为揉、掐，有清心泻热、通调气机等功效，适用于惊风、抽搐、夜啼、口舌生疮、发热烦躁、潮热、牙痛等。

（20）列缺穴。位于桡骨茎突上方，腕横纹上 1.5 寸。常用按摩手法为揉、按，有宣肺解表、通经活络、通调任脉等功效，适用于伤风外感、咳嗽、气喘、咽喉肿痛、遗尿、小便热等。

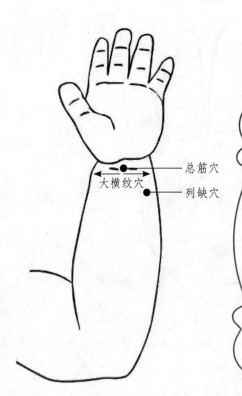

总筋穴

大横纹穴

列缺穴

❤ 列缺穴简便取穴 ❤

桡骨位于前臂外侧部，茎突是其上远心端的一个小凸起。因为定位较为专业，晦涩难懂，所以我们可以采用简便取穴法：让孩子两手虎口交叉，用一只手的食指压在另一只手的桡骨茎突上，食指尖端尽处的凹陷就是列缺穴。

（21）三关穴。位于前臂桡侧缘，自阳池至曲池呈一直线。常用按摩手法为推，有行气补气、温阳散寒、发汗解表等功效，适用于小儿虚寒证。

（22）天河水穴。位于前臂正中，自总筋至洪池呈一直线。常用按摩手法为推，有清热解表、泻热除烦等功效，适用于热证。

（23）六腑穴。位于前臂尺侧，自阴池至肘呈一直线。常用按摩手法为推，有凉血、退热、解毒等功效，适用于高热不退、惊厥、烦躁、口疮、牙龈肿痛、便秘等实热证。

（24）少商穴。位于拇指桡侧指甲角旁约0.1寸。常用按摩手法为掐，有清肺利咽、开窍醒神等功效，适用于咽喉肿痛、急慢性喉痹、惊厥、咳嗽、气喘、发热等。

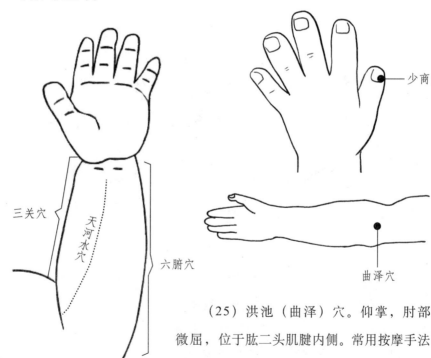

（25）洪池（曲泽）穴。仰掌，肘部微屈，位于肱二头肌腱内侧。常用按摩手法为按、揉，有清热镇痉、降逆止呕等功效，适用于胃肠炎、胃痛、呕吐、中暑等。

（26）曲池穴。屈肘成直角，肘横纹外侧纹头（交角皱纹的尽头）与肱骨外下髁（肱骨下端外侧的隆起部分）连线的中点。常用按摩手法为按、点、揉、掐，有清热解表、散风止痒、消肿止痛、调和气血、疏经通络等功效，适用于湿疹、腹痛、便秘、痢疾、哮喘等。

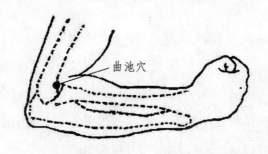

曲池穴

（27）十王（十宣）穴。位于十指尖指甲内赤白肉际处。常用按摩手法为掐，有醒神开窍的功效，适用于癫痫、惊风、高热、咽喉肿痛等。

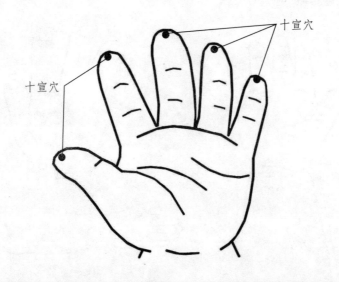

十宣穴

十宣穴

什么叫赤白肉际

赤白肉际指四肢的内、外侧赤肉与白肉交界处。所谓赤肉，是指在上肢部伸侧（手背侧）、下肢部外侧及后侧皮色较深的地方。所谓白肉，是指在上肢部屈侧（手掌侧）、下肢部内侧皮色较白的地方。

（28）老龙穴。位于中指甲根后 0.1 寸处。常用按摩手法为掐，有醒神开窍的功效，适用于突然昏厥、心火实热、急惊风等。

（29）二扇门穴。位于手背中指根两侧凹陷处。常用按摩手法为掐、揉，有发汗解表、退热平喘等功效，适用于惊风、昏厥、身热无汗、风寒外感等。

（30）二人上马（二马、上马）穴。位于手背无名指与小指掌指关节后凹陷中。常用按摩手法为揉、掐，有滋补元气、健脑补髓、滋阴补肾、利尿通淋等功效，适用于先天不足、气虚喘嗽、脱肛、疝气、小便不利、脑炎后遗症等。

（31）威灵穴。位于手背第 2、3 掌骨缝间。常用按摩手法为掐、揉，有开窍醒神、清脑、止抽搐等功效，适用于急惊风、昏厥、头痛、高热神昏等。

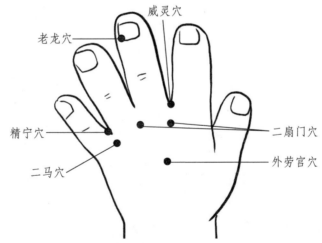

（32）精宁穴。位于手背第 4、5 掌骨缝间。常用按摩手法为掐，有利气、破结、化痰等功效，适用于痰喘、干呕、疳积等。

（33）外劳宫穴。位于手背中，与内劳宫相对处。常用按摩手法为揉、掐，有温阳散寒、升阳举陷等功效，适用于受寒感冒、腹痛、腹胀、腹泻、消化不良、痢疾等寒证。

（34）虎口（合谷）穴。位于手背第1、2掌骨之间，近第2掌骨中点的桡侧。常用按摩手法为揉，有镇静止痛、通经活络、清热解表等功效，适用于风寒感冒、口眼歪斜、牙痛等。

（35）外八卦穴。位于手背外劳宫周围，与内八卦相对处。常用按摩手法为推、掐，有宽胸理气、散结通滞等功效，适用于胸闷、腹胀、便秘等。

（36）一窝风（乙窝风）穴。位于手背腕横纹正中的凹陷处。常用按摩手法为揉，有温中止痛、行气通络、发散风寒、宣通表里等功效，适用于腹痛、肠鸣、胃痛、泄泻、消化不良、小儿急慢惊风、伤风感冒等。

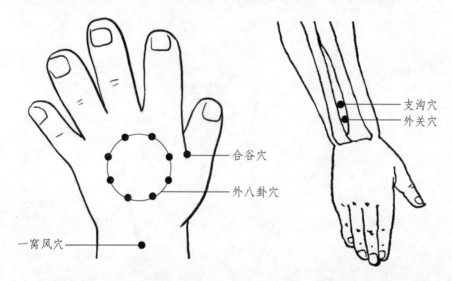

（37）外关穴。位于腕背横纹上2寸，尺骨与桡骨之间。常用按摩手法为揉、按，有畅通气血、补阳益气等功效，适用于头痛、高热、面颊痛、热病等。

（38）膊阳池（外间使、支沟）穴。位于腕背横纹上3寸，尺骨与桡骨之间。常用按摩手法为揉、掐，有止痛、通利二便等功效，适用于头痛、便秘、小便发红等。

（40）孔最穴。手臂向前，仰掌向上，用另一只手握住手臂中段处，拇指指甲下压即是此穴。常用按摩手法为按、揉，有宣肺降气、清热凉血的功效，适用于咳嗽、气喘、咽喉肿痛、热病无汗、头痛等。

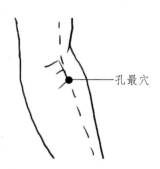

孔最穴

（39）内关穴。位于手掌面关节横纹的中央，往上约3指宽的中央凹陷处。常用按摩手法为按、揉。有宁心安神、理气止痛的功效，适用于胃痛、呕吐、打嗝、心肌炎、手指麻木、癔症等。

（41）二间穴。位于食指，第2掌指关节桡侧远端赤白肉际处。常用按摩手法为按、揉，有解表清热、利咽消肿的功效，适用于发热、头痛、扁桃体炎、咽喉肿痛、牙痛、鼻出血、睑腺炎等。

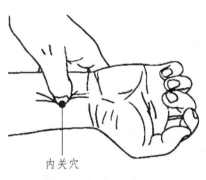

内关穴

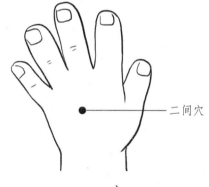

二间穴

胸腹部穴位 胸腹部穴位以经穴和面状特定穴为主，常用的有以下穴位。

（1）天突穴。位于胸骨上窝正中，正坐仰头取穴。常用按摩手法为揉、按，有理气化痰、止咳平喘、止呕催吐等功效，适用于咳嗽气喘、胸闷、恶心、呕吐等。

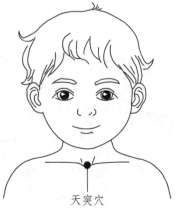

天突穴

（2）膻中穴。位于两乳头连线的中点，胸骨中线上，与第4肋间隙（胸腔肋骨与肋骨之间的间隙）的位置相持平。常用按摩手法为推、揉，有宽胸理气、止咳化痰等功效，适用于胸闷、咳喘、吐逆、心悸等。

（3）乳根穴。乳头直下 0.2 寸，与第 5 肋间隙的位置相持平。常用按摩手法为揉，有燥化脾湿、宣肺止咳等功效，适用于咳喘、胸闷等。

（4）乳旁穴。乳头外旁开 0.2 寸。常用按摩手法、功效、适应证同乳根穴。

（5）中脘穴。位于身体前正中线，脐上 4 寸处。常用按摩手法为揉、摩、推，有健脾和胃、消食和中等功效，适用于头痛、食欲不振、腹胀、腹痛、泄泻、胃溃疡等。

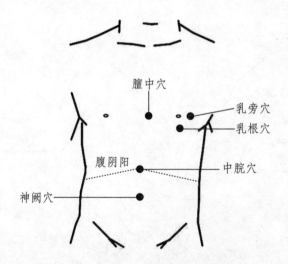

（6）腹（腹阴阳）穴。位于整个腹部。常用按摩手法为摩、推，有健脾和胃、理气消食等功效，适用于腹胀、腹泻、腹痛、厌食、呕吐、疳积、便秘等。

（7）神阙穴。位于肚脐正中。常用按摩手法为揉、摩，有温中散寒、补益气血、健脾和胃、消食导滞等功效，适用于腹泻、腹痛、疳积、便秘、呕吐、蛔虫性肠梗阻等。

（8）天枢穴。位于肚脐旁 2 寸。常用按摩手法为按、揉，有疏导大肠、理气消滞等功效，适用于腹泻、腹胀、腹痛、便秘、痢疾等。

（9）丹田穴。位于小腹部，肚脐下 2~3 寸之间。常用按摩手法为摩、揉，有培肾固本、温补下元等功效，适用于腹痛、遗尿、脱肛、疝气、小便不通等。

（10）肚角穴。位于肚脐下 2 寸，旁开 2 寸的大筋处。常用按摩手法为揉、拿，有温中止痛、化积通便等功效，适用于腹痛、便秘、腹胀、夜卧不安等。

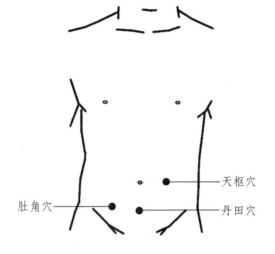

肚角穴——　　天枢穴
　　　　　　　丹田穴

背腰骶部穴位 背腰骶部穴位以经穴和线状特定穴为主，常用的有以下穴位。

（1）肩井（膊井）穴。位于肩上，督脉大椎穴与肩峰连线中点的筋肉处。常用按摩手法为揉、按、拿，有发汗解表、补益气血等功效，适用于感冒、昏厥、上肢活动不利等。

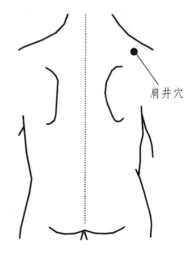

肩井穴

（2）大椎（百劳）穴。位于人体后正中线，当第7颈椎棘突（指脊椎髓弓中央的刺状或棱鳞形的背部隆起部分）与第1胸椎棘突之间凹陷处。常用按摩手法为按、揉、捏，有益气壮阳的功效，适用于小儿体质虚弱、哮喘、感冒发热、咽喉疼痛等。

（3）风门（热府）穴。位于第2胸椎棘突下，督脉旁开1.5寸处。常用按摩手法为按、揉，有疏风散寒、止咳平喘等功效，适用于感冒、咳嗽、气喘、肺炎等。

（4）肺俞穴。位于第3胸椎棘突下，督脉旁开1.5寸处。常用手法为按、揉、推，有宣肺益气、止咳化痰等功效，适用于咳喘、痰鸣、胸闷、胸痛、感冒、发热等。

（5）心俞穴。位于第5胸椎棘突下，督脉旁开1.5寸处。常用按摩手法为按、揉，有养心安神、宁心定惊的功效，适用于受惊、癔症、咳嗽等。

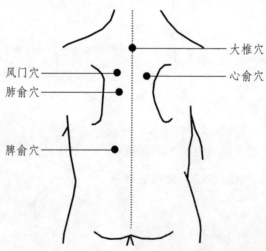

（6）脾俞穴。位于第11胸椎棘突下，督脉旁开1.5寸处。常用按摩手法为按、揉，有健脾助运、调中化湿等功效，适用于腹泻、疳积、食欲不振、呕吐、黄疸、水肿、慢惊风等。

（7）肾俞穴。位于第 2 腰椎棘突下，督脉旁开 1.5 寸处。常用按摩手法为揉、按，有益肾助阳、强壮腰脊、聪耳明目等功效，适用于癫痫、腹痛、咳喘、脚膝拘挛难以屈伸等。

（8）七节骨穴。从第 4 腰椎至尾椎骨端呈一直线，也有资料说是自第 2 腰椎至尾椎骨端呈一直线，用时两者均可。常用按摩手法为推，有温阳止泻的功效，适用于泄泻、便秘、脱肛等。

（9）龟尾（长强）穴。位于尾椎骨端，也有资料说在尾椎骨端与肛门连线的中点处。但在小儿推拿应用中，人们习惯取尾椎骨端。常用按摩手法为揉，有调理大肠、疏通督脉等功效，适用于泄泻、便秘、脱肛、遗尿等。

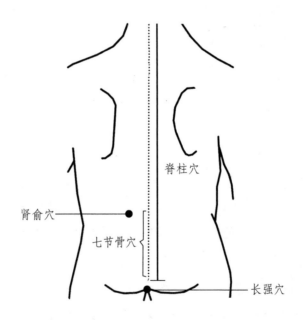

脊柱穴

肾俞穴

七节骨穴

长强穴

（10）脊柱（脊）穴。位于人体后正中线上，自第 1 胸椎至尾椎端呈一直线。常用按摩手法为捏，称为"捏脊"。有调阴阳、理气血、和脏腑、通经络、培元气等功效，适用于发热、惊风、疳积、腹泻等。

下肢部穴位　下肢部穴位以经穴为主，常用的有以下穴位。

（1）箕门（足膀胱）穴。位于大腿内侧，膝盖上缘至腹股沟呈一直线。常用按摩手法为推，有利尿的功效，适用于小便短赤、小便不通、水泻等。

（2）血海（百虫）穴。位于膝上内侧肌肉丰厚处，当髌骨（俗称膝盖骨）内上缘 2.5 寸处。常用按摩手法为拿、按、揉，有通经络、止抽搐等功效，适用于四肢抽搐、下肢痿痹等。

（3）膝眼（鬼眼）穴。位于髌骨下缘，膝盖两旁凹陷中。常用按摩手法为按、揉，有息风止痉的功效，适用于下肢痿软无力、惊风抽搐等。

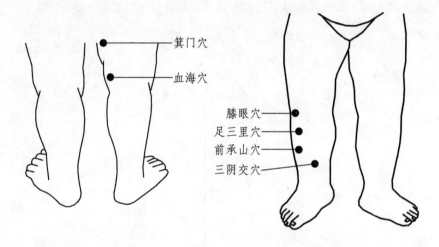

（4）足三里（三里）穴。位于外膝眼下 3 寸，距胫骨前嵴（骨上的长形隆起）约 1 横指处，当胫骨前肌上。常用按摩手法为按、揉，有健脾和胃、调中理气等功效，适用于腹胀、腹痛、呕吐、泄泻等。

（5）前承山（条口）穴。位于小腿胫骨旁，与后承山相对处，约膝下 8 寸。常用按摩手法为掐、揉，有祛风除湿、散寒通络等功效，适用于角弓反张、下肢抽搐等。

（6）三阴交穴。在内踝高点直上 3 寸，当胫骨内侧面后缘处。常用按摩手法为按、揉，有通经活络、通调水道等功效，适用于遗尿、小便不通、小便短赤或涩痛、消化不良等。

（7）丰隆穴。位于外踝尖上8寸（当外膝眼与外踝尖连线的中点），胫骨前缘外侧（距腔骨前嵴约2横指，即1.5寸），胫腓骨之间。常用按摩手法为揉，有和胃气、化痰湿等功效，适用于痰鸣气喘、咳嗽等。

（8）委中穴。位于腘窝正中央，横纹中点，股二头肌腱与半腱肌肌腱的中间。常用按摩手法为拿，有通经活络、止抽搐等功效，适用于惊风抽搐、下肢无力等。

（9）后承山（承山）穴。位于委中穴直下8寸，腓肠肌交界的尖端，人字形凹陷处。常用按摩手法为拿，有通经络、止抽搐等功效，适用于腿痛转筋、下肢痿软等。

（10）仆参穴。位于外踝后下方，跟骨外侧下赤白肉际凹陷中。常用按摩手法为掐、拿，有散热、化气等功效，适用于昏厥、惊风等。

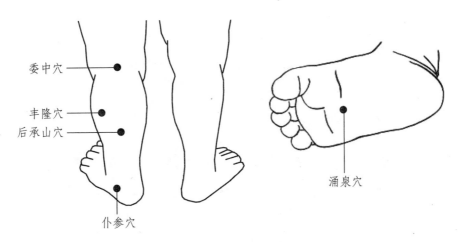

委中穴

丰隆穴

后承山穴

仆参穴

涌泉穴

（11）涌泉穴。位于足掌心前1/3与后2/3交界处的凹陷中。常用按摩手法为揉、推，有引火归元、退虚热等功效，适用于发热、呕吐、腹泻、五心烦热等。

（12）足部反射区眼穴。位于足底第2、3趾额窦反射区至中节趾骨底面及两侧面。常用按摩手法为按、揉，有调节眼底功能的功效，适用于结膜炎、近视、视疲劳等。

宝宝身体娇弱，推拿注意事项妈妈要牢记

　　儿童与成年人有着不同的生理特点，年龄越小，表现越明显。一方面生机蓬勃，发育迅速。小儿的身体无论是在形体结构方面，还是在生理功能方面，都在不断地、迅速地向成熟、完善的方向发展，而且年龄越小，发育的速度越快。但是另一方面，儿童脏腑娇嫩，形气未充，五脏六腑发育不成熟、不完善，机体脏腑的功能尚未成熟与健全。所以儿童经常出现"心肝常有余，肺脾常不足，肾常虚"的生理特点。因此，通过小儿推拿来帮助儿童防治疾病、日常保健时，妈妈们要注意根据儿童的生理特点选择相应的推拿疗法，以免达不到功效，反而伤害宝宝身体。

小儿推拿的适应证与禁忌证

　　适应证　小儿推拿疗法的对象一般是0~14岁的儿童，特别适用于6岁以下的幼儿，尤其是3岁以下的婴幼儿。小儿推拿适应证比较广泛，常用于感冒、咳嗽、发热、腹痛、腹泻、呕吐、咽炎、肥胖、消化不良、少食厌食、疳积、哮喘、支气管炎、夜啼、惊风、肌性斜颈、脑瘫、佝偻病、近视、盗汗、脱肛、湿疹、跌打损伤等，以及小儿保健与预防。

　　禁忌证　虽然小儿推拿操作安全，运用广泛，但是也有一些不宜推拿的禁忌证需要妈妈们注意。

　　（1）患各种急性传染病的患儿不能按摩，以防疾病传染和延误治疗。

　　（2）有丹毒、疔疮、脓肿、骨髓炎等急性炎症，以及各种化脓性感染、

结核性关节炎的患儿不能按摩，以免炎症扩散、蔓延。

（3）有大面积皮肤病和皮肤溃疡、烧伤、烫伤的患儿不能按摩，以免创面感染。但如果患儿只是某些部位有一般皮肤病而且没有传染性，则可选择在其完好无损的皮肤处进行按摩。

（4）各种容易引起出血的疾病，如血小板疾病，按摩可能会引起或加重出血。

（5）各种肿瘤，无论是原发性还是继发性恶性肿瘤，都不能按摩。

（6）急性风湿性脊椎炎患儿忌用按摩；危重患者、恶性贫血患儿也不能按摩。

（7）骨关节、骨质疾病或急性软组织损伤导致的局部组织肿胀的患儿，如关节肿痛、关节脱位、骨折等，不能按摩。

（8）各种急症患者，如急性阑尾炎、胃肠道急性穿孔等患者不能按摩，应及时就医。

（9）有严重心、肝、脾、肺、肾功能不全的患者，不宜按摩治疗。

（10）有严重症状而诊断不明确者慎用。

以上的禁忌证多是指某些不适宜采用推拿疗法的小儿病症，在小儿推拿的适应证治疗时，同样要注意手法力度、方向等，如果应用不当也会出现一些意外和危险，所以要求家长要熟悉小儿的相关解剖和病理知识，熟练掌握小儿推拿手法，才能保证小儿推拿的安全性和有效性。

👑 小儿推拿注意事项

按摩环境　选择在温暖舒适、避风、避强光、噪声小的环境内给儿童按摩，室温最好保持在25℃左右，用一些轻柔的音乐做背景，以营造轻松的氛围。

按摩体位　按摩前应根据儿童的病情、所取的穴位，以及施术者运用手法的需要，使儿童保持一定的体位。一般 3 岁以下儿童可由别人抱着按摩，3 岁以上儿童可单独采取坐位、仰卧位、俯卧位或侧卧位等体位进行按摩。

推拿时间 推拿时间应根据患儿年龄大小、病情轻重、体质强弱及手法的特性而定，一般不超过 20 分钟，也可以根据病情灵活掌握。通常每日治疗 1 次，高热等急性病可每日治疗 2 次。除此之外，在宝宝过饥、过饱，饭前、饭后 1 小时内均不宜推拿，否则既不利于胃肠道健康，也不利于发挥推拿疗效。

小儿推拿顺序 小儿推拿操作顺序一般有三种方式，可根据情况灵活应用：一种是先推头面部穴位，再依次推胸腹、四肢、腰背部穴位；一种是先推主穴，后推配穴；还有一种是根据病情轻重缓急，决定推拿的操作顺序。应该先运用轻柔手法（如揉、摩、运、推等），而如掐、拿、捏等强刺激手法，应最后操作，以免刺激患儿引起哭闹，影响下一步的操作和治疗效果。另外，上肢部穴位，不分男女，一般均主要操作左手，特殊情况下也可以操作右手。

了解经络推拿的清与补 儿童经络推拿的手法中非常关键的原则就是要区分清法（泻法）和补法，因为两者功效不同。补则气升，清则气降，清补则通和气血，起调整作用，实者用清，虚者用补。妈妈们可以根据孩子的具体症状来选择使用清法、补法还是清补法。一般情况下，清补的原则：向心为补，离心为清；向上为补，向下为清；以顺为补，以逆为清；缓者为补，疾者为清；轻者为补，重者为清。需要特别注意的是，只有天河水是以向心为清。

妈妈们注意事项 在给宝宝按摩时，妈妈们态度要和蔼，耐心仔细，认真操作，随时观察宝宝的反应；保持双手清洁，操作前洗手；不能佩戴戒指、手镯等影响推拿的饰物；修剪指甲，保持指甲圆滑，以免损伤宝宝肌肤；天气寒冷时，保持双手温暖，避免宝宝因此着凉而加重病情；力度要适中，先做一些不会引起宝宝惊恐的动作，再进行按摩；为避免宝宝皮肤损伤，推拿时宜配合推拿介质，如滑石粉。

小儿推拿常用介质

在推拿时，为减轻摩擦、避免皮肤损伤、提高治疗效果而选用一些物质作为辅助，称为介质。一般来说，适用于小儿的常用的介质有以下几种。

医用滑石粉 可润滑皮肤，减少皮肤摩擦，保护小儿皮肤。一年四季均可使用，是小儿推拿临床最常用的一种介质。

爽身粉 即市售爽身粉。有润滑皮肤、吸水性强等特点，如果家中没有医用滑石粉，可以用质量比较好的爽身粉代替滑石粉使用。

生姜汁、葱白汁 取鲜生姜（葱白）适量切碎、捣烂，取汁使用。不过生姜汁、葱白汁的应用面没有医用滑石粉那么广泛，多用于风寒感冒、胃寒呕吐及腹痛、着凉腹泻等寒证。

鸡蛋清 把生鸡蛋打一个小洞，倒置在空碗上，取渗出的蛋清使用。多用于消化不良、久病后期烦躁不眠、手足心热及其他热性病等。

薄荷水 取鲜薄荷叶或干薄荷叶（鲜者更好），浸泡于适量的开水中，容器加盖存放 8 个小时后，去渣取液应用。可用于风热感冒或风热上犯所致的头痛、目赤、咽痛等，或痘疹初期隐隐不透，或麻疹将出之时。

冬青膏 冬青膏由水杨酸甲酯、凡士林、薄荷脑及少量麝香配制，具有温经散寒的作用。常用于小儿虚寒性腹泻的推拿治疗。

麻油 即食用麻油。可适用于小儿身体各部位推拿，具有润滑除燥的作用。

Part2 宝宝不同阶段，补充营养有侧重

从呱呱坠地，经垂髫之年，0~6岁的宝宝因为生理不同，补充营养也应有所侧重，这样才能更贴合宝宝的生长发育，更有利于宝宝健康。

新生儿时期，科学的母乳喂养是关键

新生儿时期指的是胎儿娩出母体并自脐带结扎起，至出生后满28天这一段时间。这一阶段，宝宝的食物主要是母乳。相比于牛奶，母乳中含有丰富的乳糖，还有不饱和脂肪酸、优质蛋白质等，营养价值丰富，是最适宜婴儿的食物。因此婴儿出生后，妈妈要学会科学的喂养方法，以保证婴儿获取母乳。而要做到科学喂养，新妈妈需要做到以下几点。

找到正确的哺乳姿势

传统坐姿哺乳　在哺乳的时候，妈妈一只手将孩子抱在胸前，使宝宝的腹部与妈妈的腹部尽量相贴，脸贴近乳房呈45°，另一只手将乳头送向孩子口中，拇指和其余四指分别放在乳房上、下方，轻轻托起整个乳房喂哺，尽量不要用剪刀式方法夹乳房。用臂弯固定好孩子的头背部，保持孩子的头和脖子可以小范围活动，这样可以有效避免孩子的鼻部被乳房压到而影响呼吸。

侧卧姿哺乳　新妈妈抱着孩子哺乳，如果时间过长会很累，产后妈妈非常疲倦、虚弱时可以采用侧卧位姿势。妈妈和孩子均侧卧，孩子的脸贴近妈妈的乳房。采用这种姿势哺乳时要特别注意孩子的情况，有时妈妈很累，哺乳时不知不觉睡着了，孩子很容易出现呛奶、窒息等意外。

不管哪种姿势，只要孩子能将乳头、乳晕大部分含在口中，妈妈能感觉到孩子有力地吸吮吞咽时，就说明哺乳成功。哺乳时应两侧乳房交替进行，以免引起两侧乳房不对称。而且哺乳完之后，妈妈不要立刻把宝宝平放，而要将宝宝竖直抱起，让他的头靠在自己肩上，轻拍其背部，将吞入胃里的空气以打嗝的方式排出即可。

👑 掌握合适的母乳喂养量

很多妈妈认为母乳喂养很难掌握喂养量，其实妈妈完全不用操心这一点，宝宝会自己掌握吸吮量，妈妈只要学会判断宝宝吃否吃饱就可以了。在宝宝出现吃饱的信号后不要担心宝宝没饱而硬让宝宝再吃点儿，在宝宝出现没有吃饱的信号后要酌情增加奶量，以免宝宝饿到。

宝宝吃饱的 3 个信号 第一，出现满足感。如果妈妈母乳充足，宝宝吸吮 10~30 分钟就会放开乳头。吃饱后宝宝会有一种满足感，有的宝宝会对着妈妈笑，或者不哭了，咿咿呀呀地发声，自得其乐，当别人逗弄他时，他便咧着嘴乐。有的宝宝喂完奶后会马上安静入睡，并且 2~3 个小时不醒，醒后也会表现出精神愉快，这说明宝宝已经吃饱了。第二，大小便次数正常。宝宝的大小便次数和性状也反映出宝宝的饥饱情况。宝宝出生后的前 2 天，应每天至少排尿 1~2 次，从出生后第 3 天开始，每 24 小时排尿达 6~12 次，排软黄便 1~2 次。这样就说明宝宝基本上吃饱了，如果排尿或排便次数过少，就说明吃得不够。第三，体重有规律增长。最初 3 个月内，宝宝的体重增长非常迅速，每周增加 200~300 克或更多；之后的 3 个月，每周增加 100~200 克；半年后，平均每周增加 50~80 克。宝宝的体重增加最能说明问题，如果宝宝在刚出生的 3 个月内，每月体重增长少于 500 克，就说明妈妈的奶量不够或喂养不当，宝宝没有吃饱。

宝宝没有吃饱的 3 个信号 第一，放下就醒。如果母乳不足，宝宝在吸奶时表现出很费力气，不久就不愿再吸而睡着了，但睡不到 1~2 个小时又醒来哭闹，这种情况往往提示妈妈乳汁不足或乳头凹陷，宝宝没有吃饱，应适当增加奶量。第二，吃奶过程中大哭。宝宝在吸吮的时候吸不出来会放声大哭，然后再用力去吸，吸了一会儿吸不出来又会哭，哭了又想再吸，始终舍不得放开乳头，说明宝宝没有吃饱。宝宝在吸吮的时候，妈妈的另一个乳房不分泌乳汁，也说明乳汁不足。第三，听不到吞咽声。宝宝在吃奶的时候，会发出有节律的吸吮声，平均每吸吮 2~3 次可听得到咕咚下咽的声音。如果宝宝只是吸吮不发出吞咽的声音，或者吸吮多口才咽一次，说明妈妈的乳汁不是很多，宝宝很有可能吃不饱。

其他注意事项

尽早开奶，促进乳汁分泌　为了让乳汁尽快分泌，开奶时间越早越好，这对产妇身体恢复和乳房充盈都十分重要。一般产后 30 分钟后就可让宝宝吸吮妈妈的乳房，1 天内至少吸吮 10 次，增加宝宝和母亲的接触机会，刺激催乳素分泌，形成泌乳反射。需要注意的是，婴儿娩出后不宜添加糖水或喝奶粉，以免降低婴儿吸吮积极性，也容易增加过敏风险。

判断母乳量是否充足　一般情况下，宝宝能够有节律地吸吮，听见吞咽声；每天可以进行 8~12 次母乳喂养，且哺乳后宝宝情绪良好，睡眠充足；宝宝每天能尿湿 5~6 片纸尿裤；通过定期监测身长、体重，判断宝宝成长是否正常等，都可以判断母乳量是否充足。如果没有母乳、母乳量不足或者妈妈患病不能母乳的，应该选用配方奶粉喂婴儿，不宜用牛奶喂养。

母乳保存　宝宝出生后，新妈妈乳头出现凹陷，宝宝不能正常含乳，影响到宝宝吃奶，或者妈妈奶水充足，超出宝宝喂养量。那么妈妈们可以将母乳吸出来，放于奶瓶中保存以喂宝宝。不过保存时妈妈们要注意母乳保存时限。一般情况下，初乳是产后6天之内挤出的奶，可在27~32℃室温下保存12小时；成熟母乳是产后6天以后挤出的奶，可在15℃室温下保存24小时，19~22℃室温下保存10小时，25℃室温下保存6小时。储存的母乳出现略有发蓝、发黄或者发棕色的现象，是正常的。给宝宝喂食前，妈妈先摇匀，使水乳合为一体即可。

夜间哺乳要格外注意 夜间哺乳时，为了避免发生意外，不要让宝宝含着乳头睡觉，保持坐姿喂奶；灯光要暗，动作要轻柔，尽量不要刺激宝宝；谨防宝宝着凉，可以用比较厚的毛毯把宝宝裹好；如果宝宝夜间熟睡不醒，不要怕宝宝饿着而强行弄醒宝宝喂奶，可以把喂奶的间隔时间延长，一般对于新生宝宝来说，一夜喂2次即可满足宝宝需求；逐渐调整夜间喂奶次数，可以白天多喂宝宝几餐来降低夜间吃奶的频次，使宝宝养成夜间不吃奶的习惯，一般3个月大的宝宝可以从半夜12点一觉睡到次日凌晨5点，期间不必喂奶。

母乳不足时，混合喂养弥补宝宝营养缺失

出于各种原因，妈妈的母乳不能满足新生儿的营养需求，婴儿又未到添加辅食的相应月龄，可以在母乳外添加牛、羊乳或者代乳品而满足宝宝生长发育需求，这种方法称为混合喂养。只有当妈妈没有母乳或者不能哺乳时，才考虑人工喂养的方式。除此之外，还可以通过各种方法帮助哺乳妈妈改善乳汁不足的情况，尽量做到母乳喂养。

混合喂养，增加宝宝营养

混合喂养应尽量以母乳喂养优先，在母乳不足以喂饱宝宝的情况下再添加配方奶粉。一般分为补授法和代授法两种方法。

补授法混合喂养　补授法多适合 6 个月以前的宝宝，是指到喝奶的时间，妈妈们先进行母乳喂养，待宝宝吸空两侧乳房的奶后还有哭闹情况，再给宝宝添加一定数量的配方奶粉补充母乳不足部分的喂养方法。

补授的乳量由小儿食欲及母乳量多少而定，即"缺多少补多少"，以便观察每次补授给宝宝的奶量、宝宝有无消化异常等现象。补授法的优点是保证了吸吮对乳房产生足够的刺激，有的母乳分泌可能会因为吸吮刺激而逐渐增加，可以让妈妈重新回归到纯母乳喂养。

代授法混合喂养　代授法多适合 6 个月以后的宝宝，是指每次哺乳只吃母乳，或者只吃配方奶粉，两者轮换间隔交替喂食的一种喂养方法。不过进行代授法混合喂养时，吃配方奶粉的次数要尽量少于宝宝全天吃奶次数的一半。

在代授法期间，配方奶粉喂养最好放在白天，把母乳喂养放在夜间，一方面是夜间宝宝需要的奶量相对较少，另一方面是可以减去夜间起床冲奶粉的麻烦，妈妈能有更多的时间休息。

在进行混合喂养时，宝宝很容易因为乳头和奶嘴混淆，出现排斥乳头，或者排斥奶嘴的情况。如果宝宝排斥乳头，可以把母乳吸入奶瓶，用奶瓶喂奶的方式喂母乳；如果宝宝排斥奶嘴，妈妈们可以用小勺或者仿乳头质感的奶嘴代替奶瓶给宝宝喂配方奶粉。

配方奶粉喂养，需要做到以下几点

选择合适的奶瓶　选择奶瓶时，需要综合判断奶瓶材质、容量，以及奶嘴材质、孔型等。具体选择方法如下。

（1）奶瓶材质。大体可以分为玻璃材质和塑料材质两种。玻璃材质的奶瓶除了不易携带、易碎外，其他性能都优于塑料奶瓶。因此，在宝宝还小的时候，新妈妈在家喂养宝宝最好选择玻璃材质的奶瓶；当宝宝自己能捧着奶瓶喝奶时或者外出时，再使用塑料材质的奶瓶。

（2）确定奶瓶容量。市面上比较常见的奶瓶容量有 120 毫升、150 毫升、200 毫升和 240 毫升四种规格，可以根据宝宝的食量和用途来挑选。容量小的奶瓶适合小月龄的宝宝，或是用来喝水或果汁，容量大的奶瓶适合大宝宝，也可以用于装辅食。通常情况下，120~150 毫升和 240 毫升的奶瓶是使用率最高的。一般说来，未满 1 个月的宝宝的哺乳量为 100~120 毫升 / 次。有些妈妈出于经济考虑，直接买 240 毫升的奶瓶使用，这样并不好。因为一开始就用大容量的奶瓶给宝宝喂奶，总是会觉得宝宝吃得少，不知不觉就会多喂了。而且，一般奶瓶使用 4~6 个月就需要淘汰更新，没有必要给小月龄宝宝用大奶瓶。所以，0~1 个月的宝宝选择 120 毫升的奶瓶比较合适。

（3）选择奶嘴材质。奶嘴的材质一般有乳胶和硅胶两种。乳胶是天然橡胶，富有弹性，很柔软，宝宝吸吮起来的口感更接近于妈妈的乳头，缺点是奶嘴边缘软，旋紧的时候容易脱位，导致渗漏，而且有橡胶特有的气味，有些宝宝可能不喜欢。硅胶是合成橡胶，比乳胶硬，但不易老化，比较抗热、抗腐蚀，无异味，虽然没有渗漏的问题，但有的宝宝吸吮时可能会产生排异感。新妈妈可以根据需求自行选择。

（4）确定奶嘴孔型。宝宝的吸吮力和吸吮方式各有不同，不同形状的奶嘴孔，奶液的流速也会不同，适合不同的宝宝。第一，圆孔型。圆孔型是最常见的类型，圆孔型的奶嘴，乳汁会自动流出，宝宝吸吮起来不费力，适合无法很好地控制乳汁流出量的宝宝使用。孔型大小一般分为S、M、L三种。S号小圆孔适合尚不能控制奶量的新生宝宝使用；M号中圆孔适合2~3个月的宝宝，或者用S号吸奶费时太长的宝宝使用，用M号的奶嘴孔吸奶和吸妈妈乳房所吸出的奶量及所做的吸吮运动的次数非常接近；L号大圆孔则更适合宝宝用来喝米糊等辅食。第二，十字型。十字型可以根据宝宝的吸吮力来控制乳汁的流量，不容易漏奶，孔型偏大，适合各个年龄段的宝宝用来喝果汁、米粉或其他粗颗粒饮品。第三，Y字型。Y字型孔型乳汁流量稳定，能避免奶嘴凹陷，就算宝宝用力吸吮，吸孔也不会裂大。孔型较大，适合可以自己控制吸奶量，边喝边玩的宝宝使用。

（5）多看一看、闻一闻。选购奶瓶时，要多看一看、闻一闻。首先仔细观察奶瓶的透明度。无论是玻璃还是塑料材质的奶瓶，优质的奶瓶透明度很好，能清晰地看到奶的容量和状态，瓶上的刻度也十分清晰、标准。瓶身最好不要有太多的图案和色彩。其次，测试一下奶瓶的硬度。优质的奶瓶硬度高，不容易变形，太软的奶瓶在高温消毒或加入开水时会发生变形，还可能会出现有毒物质渗出。用手捏一捏就可以判断出奶瓶的硬度。此外，要闻一闻奶瓶的气味。劣质的奶瓶，打开后闻起来会有一股难闻的异味，而合格的优质奶瓶没有任何异味。

选择合适的奶粉　配方奶粉将牛奶经过人工特殊处理，使之尽量接近母乳成分，对新生宝宝喂养效果比牛奶更好些。不过挑选配方奶粉时妈妈们要格外注意以下方面。

（1）挑企业和奶源。挑选配方奶粉时要看生产企业的历史传统和专业背景，那些历史悠久、远销世界的大品牌口碑还是假不了的。另外，奶源是决定奶粉质量的关键，所以奶源产地的选择很重要。另外，要看生产企业是否有自己的牧场，可以让奶源在源头就得到很好的质量把关和监控。

（2）了解营养成分。挑选优质配方奶粉当然要了解奶粉的营养成分。可以看配料表第一项，配料表第一项是奶粉的主要成分，如果标注的是生牛乳，则说明该奶粉使用的是湿法工艺，即在新鲜牛奶中加入配方奶粉需要的营养成分，再在最短的时间内加工成奶粉，这种生产方式保证了奶粉营养成分的均衡，奶粉的速溶性也好。反之，如果标注的不是生牛乳，而是脱脂奶粉或全脂奶粉等，则说明产品采用的是干法工艺，即在大包奶粉中直接添加营养元素，奶粉的均匀性和速溶性较差。

（3）关注有无香精等添加剂。我国法律明令禁止在奶粉中添加香精，但是为了提升奶粉的口感，一些企业会在奶粉中添加食用香精之类的添加剂，这些成分很可能对宝宝的味觉、嗅觉发育产生影响。新妈妈在购买奶粉时，一定要注意看配料表中是否包含"香兰素"等物质，一般来说，带"香"字的名称都是与香精类似的物质。

冲奶粉的正确方法　正规的奶粉，包装上都会明确标识奶粉的冲调方法和注意事项。新手妈妈按照指示操作便不会出错。需要注意的是，一定不要随便更改奶粉的浓度，所标识的用量是根据孩子的年龄段规定的。如果过浓容易造成肠胃负担，影响孩子消化；如果过稀容易撑大孩子的胃部，还会造成营养不良。

与母乳略有差别的人工喂奶方法　人工喂奶时，基本的喂奶姿势同母乳喂养的方式大体一样，在此不再赘述。需要注意的是，在把奶瓶喂给孩子之前，家长必须洗净双手，拧紧瓶盖，将奶瓶倾斜，滴几滴奶液在手腕上试温度，感觉不烫即可。

改善母乳不足的方法

现在，越来越多的新妈妈因为各种原因为母乳不足和喂养宝宝困难而担忧。一般来讲，除非乳腺先天不足，真正乳汁缺乏或者不足的妈妈是极少的。如果出现母乳不足的情况，可以通过以下方式来改善。

增加饮食营养　摄入丰富的食物，保证营养充足，乳汁才会量足质优；尤其注意保证充足的蛋白质、钙、碘、维生素 A、B 族维生素等营养。此外，摄入充足的水分，多喝汤水也非常重要，比如鸡汤、鲜鱼汤、猪蹄汤、蔬菜汤、豆腐汤等都有利于乳汁的分泌。因此，在哺乳期间，哺乳妈妈如果有不合理的膳食结构及偏食、挑食的习惯应尽快改正。

调节好心情和规律作息　精神紧张会导致大脑血液循环增多，供给乳腺的营养减少，进而影响乳汁分泌。妈妈们保持愉悦的心情、稳定的情绪、充足的睡眠，避免过分紧张、焦虑和睡眠不足，可以在很大程度上改善母乳不足的情况。

如果通过以上方法无法改善，可以去医院咨询检查，具体问题具体分析，尽量保持母乳充足。

4~6个月，及时添加营养丰富易消化的辅食

一般母乳最佳的喂养时间是6~12个月，4~6个月是添加部分辅食的最佳时机，最早不要早过4个月，最晚不要晚于6个月。不过因为每个宝宝的个体情况不同，所以可以在给宝宝定期检查身体发育情况时咨询医生。更具体一些来说，如果宝宝成长到4~6个月时，出现能够控制自己的头颈部或者能够自己坐立；逐渐表现出对食物的兴趣；在给宝宝喂食时，挺舌反应消失，就是不会用舌头把食物顶出来等表现，那么就可以开始给宝宝添加辅食了。

遵循辅食添加原则

辅食添加顺序　考虑到宝宝消化系统发育还不够健全，所以给宝宝的辅食添加也是大有讲究的。添加辅食时需要遵循由简单到复杂，由少到多，由细到粗、由稀到稠、由单一到混合的原则，而且不要添加盐、味精、鸡精、酱油、糖、辣椒等任何调味剂。

辅食添加时间　辅食添加的时间安排在傍晚哺乳之前，先给宝宝吃辅食，之后再哺乳。一般一天的餐数由5顿奶加1顿辅食构成。除此之外，此阶段的宝宝不需要少食多餐，而是要一次吃饱，以便保持宝宝的饥、饱感，促进胃肠功能发育。

辅食添加类型　刚开始添加辅食，主要以稀糊状的米粉为主，以1~2小勺开始喂起；如果宝宝消化、吸收好，再慢慢增加分量。一次只

尝试一个品种，观察宝宝有没有过敏的情况，没有时再添加新品种。如果添加过程中出现过敏症状，可以先暂停这种食物，继续尝试其他食物，尽快让宝宝的辅食种类丰富起来，比如蛋黄、水果、胡萝卜、土豆、豌豆、南瓜等，制作成流质及泥糊状食品喂给宝宝食用。需要注意的是，柠檬、橙子等相对刺激的食物暂时不宜给宝宝食用，等到宝宝 1 岁之后，消化系统得到一定发育和成长的时候再用。

常用辅食食谱推荐

米粉 米粉 1 匙，温水 3~4 匙。米粉放入碗中，加入温水，用筷子按照顺时针方向调成糊状即可。

土豆泥 小土豆 1 个。土豆去皮，洗净，切成小块，放入锅中隔水蒸熟，放入碗中，用勺子压烂成泥，加少量水调匀即可。

蔬菜泥 绿叶蔬菜 100 克。绿叶蔬菜择洗干净，放入沸水锅中煮 1~2 分钟，取出用粉碎机粉碎，滤出蔬菜泥即可。

草莓汁 草莓 50 克，温水适量。草莓择洗干净，用压泥器压碎，放入锅中，加水小火熬煮成浓汁状，关火晾至温热。

牛奶香蕉糊 香蕉 20 克，牛奶 30 克，玉米面 5 克，温水少许。香蕉去皮，放入碗中，用勺子碾压成泥；牛奶、玉米面放入锅中，加温水用小火煮开，玉米面煮熟后关火，放入香蕉泥，调匀晾至温热即可。

蛋黄粥 蛋黄 1 个，大米 50 克。大米淘洗干净，放入锅中加水熬煮成黏稠、熟烂的粥。蛋黄碾碎后放入粥中，稍煮几分钟即可。

豆浆 黄豆 50 克，花生 25 克，绿豆 10 克。黄豆、花生、绿豆分别淘洗干净，浸泡 1 夜，放入豆浆机中榨成豆浆即可。

7~9个月，可以给宝宝吃易于消化的肉类辅食

7~9个月的宝宝开始长牙，初步具备了一些咀嚼能力，胃内的蛋白酶开始发挥作用，消化能力也有所长进，所以宝宝能够吃的辅食越来越多，尤其是可以开始吃易于消化的肉类了。所以妈妈要根据宝宝的发育特点，及时搭配宝宝的饮食。

辅食添加原则

辅食添加量及时间　此阶段的营养来源仍然是乳类及乳制品，每日应该保证摄入600~800毫升的乳制品，但不要超过1000毫升。辅食添加量可以由之前的每天2小勺逐渐添加至6~7小勺。每天2次，添加时间可以安排在上午10点，下午2点或6点。

辅食添加类型　这个阶段的宝宝开始长牙了，牙龈往往有痒痛感，所以宝宝更喜欢吃稍微有点颗粒、粗糙一些的食物，此时宝宝的辅食应逐渐从泥糊状食物向可以咀嚼的软固体食物过度。这样不仅可以锻炼宝宝舌头的上下活动，还可提升用舌头或上颚碾碎食物的能力，利于牙齿生长。同时，此阶段的宝宝开始学习爬行了，活动量日益增大，热量需要增加，辅食添加显得越来越重要，除了需要增加辅食的种类和数量，还要增加富含铁、锌、钾、钙、镁等矿物质食物的摄入比例。如鸭血、鸡血、瘦牛肉、瘦羊肉、羊肝、鸭肝、猪肝、鱼肉、紫菜、小米、玉米、荞麦面、高粱面、豆类、杨桃、桂圆等。在宝宝8个月之后，可以把

梨、苹果、水蜜桃等水果切成薄片，香蕉、橘子（去籽）、葡萄（去籽）后让宝宝拿着吃，做一些软硬适中的手指食物，如小长条水果、磨牙饼干、菜梗等让宝宝拿着吃，既能锻炼宝宝手眼协调的能力，还能锻炼咀嚼能力和宝宝的抓握能力。

辅食以清淡为主 此阶段宝宝的食物中仍然不宜加盐、糖及其他调味品，因为此时期宝宝的肾脏功能尚不成熟，不能排出过多的钠，如果添加调味品容易增加肾脏负担；钠离子浓度过高会造成血液中钾的浓度低，持续低钾会导致心脏功能受损，所以为了宝宝健康着想，此阶段仍然要避免使用任何调味品。

常用辅食食谱推荐

番茄鱼泥 净鲜鱼肉 50 克，番茄半个，鸡汤适量。净鲜鱼肉放入沸水锅中煮熟，确定骨、刺、皮全部去除，切成碎末；番茄用开水烫一下，去皮，切成碎末。鸡汤倒入锅中大火煮沸，加鱼肉、番茄，转小火煮至沸腾、黏稠即可。

猪肝瘦肉泥 猪肝、瘦猪肉各 40 克，姜汁少许。猪肝、瘦猪肉分别洗净，去筋膜，放在砧板上，用不锈钢汤匙按同一方向以均衡的力量刮成肝泥、肉泥。放入碗中，加姜汁搅拌均匀，放入锅中隔水蒸熟即可。

鸡肉土豆泥 土豆泥 50 克，鸡肉末 1 匙，鸡汤 2 匙，牛奶 1 大匙。鸡肉末、土豆泥放入锅中，加鸡汤煮至半熟，倒入料理机搅打成泥，倒入锅中，加牛奶煮至黏稠状即可。

西兰花虾仁粥 西兰花、胡萝卜、大米各 10 克，虾仁 3 个，高汤、香油各适量。大米淘洗干净，碾碎；虾仁洗净，剁碎；西兰花洗净，放入锅中焯熟，捞出剁碎；胡萝卜洗净，去皮，剁碎。大米放入锅中，加高汤大火煮沸，加西兰花、虾、胡萝卜煮至熟烂，加香油调味即可。

蛋花鸡汤面 鸡蛋1个，细面条5根，鸡汤半碗。鸡汤倒入锅中煮沸，加面条煮软。鸡蛋磕入碗中，搅打均匀，慢慢倒入沸腾的面条汤中，鸡蛋定型即可。

赤小豆泥 赤小豆50克，植物油少许。赤小豆淘洗干净，放入清水中浸泡1夜，捞出放入锅中，加水大火煮沸，转小火焖煮至赤小豆熟烂，盛出碾成豆沙。炒锅置火上，加植物油小火烧热，放入豆沙翻炒出香味，盛出晾至温热即可。

栗子粥 栗子3个，大米50克。栗子剥去外壳，碾碎；大米淘洗干净。锅中倒入适量水，放入大米大火煮沸，转小火熬煮至粥成，加栗子继续熬煮至大米熟烂即可。

香甜南瓜粥 南瓜、大米各50克。南瓜去皮、瓤，洗净，切丁；大米淘洗干净。锅中倒入适量水，放入大米大火煮沸，转小火熬煮成粥，加南瓜丁继续煮至大米、南瓜熟烂即可。

鸡蛋羹 鸡蛋1个，清水200克。鸡蛋磕入碗中搅打均匀，加清水继续搅打均匀，放入沸水锅隔水蒸熟即可。

此阶段在添加辅食的基础上，还要养成宝宝在固定地点、固定时间吃饭的习惯，帮助宝宝培养吃饭的概念。

10~12 个月，断奶食谱让宝宝安稳度过断奶期

10~12 个月的宝宝开始长槽牙，虽然牙齿没有几颗，但是已经学会用牙床咀嚼食物了。为了充分锻炼宝宝的咀嚼能力，此时是断奶的最佳时间。所以，在此阶段，妈妈们逐步添加辅食直至宝宝顺利过渡到正常普食是一个必然的过程。

辅食添加原则

辅食添加量及时间　断奶并不是表示此阶段完全不给宝宝吃任何奶类，只是要调整宝宝的饮食习惯，从母乳或配方奶粉等主要食物，转而改由辅食为主要食物。因此，此时的辅食添加量可以增加到每日 3~4 次，母乳或配方奶粉改为每日 2~3 次，总奶量为 600 毫升。需要家长注意的是，断奶期要避免仓促断奶。即使宝宝到了断奶的月龄，也应为其创造一个慢慢适应的过程。如果妈妈们操之过急，仓促断奶，容易造成宝宝食欲锐减，影响宝宝生理、心理发育。而且断奶时间选在春、秋两季为好，这时气候宜人，蔬菜、水果丰富，宝宝比较容易适应。

辅食添加类型　给宝宝一些软、烂但是有一定咀嚼力的食物，比如软饭、碎菜、肉糜、馒头、饺子、水果等小块状食物，让宝宝有机会练习咀嚼；每天 3 次喂食或让宝宝自己动手抓，口味主要以清淡、无盐、少油为主。辅食可以视宝宝的月龄及食量而逐步调整，而且可以让宝宝与大人一起吃饭，让宝宝适应良好的进食习惯。

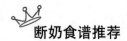

断奶食谱推荐

海鲜蛋饼　鱼肉1小块或大虾1个，鸡蛋1个，香葱适量。鱼肉或虾肉处理干净，剁成泥状，放入碗中，加鸡蛋搅拌均匀；香葱切末，放入碗中再次搅拌均匀。锅中放入适量黄油，把海鲜鸡蛋液倒入锅中摊成蛋饼，切开给宝宝食用即可。

菠菜土豆肉末羹　菠菜1棵，土豆小半个，肉末10克，高汤适量。菠菜择洗干净，放入沸水锅中焯熟，捞出切碎；土豆去皮，洗净，放入锅中蒸熟，盛出碾压成泥。菠菜、土豆、肉末放入锅中，加高汤小火煮至黏稠即可。

小白菜玉米粥　小白菜、玉米面各50克。小白菜洗净，放入沸水中焯烫，捞出切末；用温水将玉米面搅拌成浆，加入小白菜末拌匀。锅中倒入适量水煮沸，加小白菜末玉米浆，大火煮沸即可。

什锦猪肉菜末　猪肉15克，番茄、胡萝卜、葱头、柿子椒各50克，高汤适量，盐少许。猪肉、番茄、胡萝卜、葱头、柿子椒分别洗净切成碎末。将猪肉、胡萝卜、葱头、柿子椒放入锅中，加高汤煮至熟烂，加番茄略煮，加少许盐，使其略有淡淡的咸味即可。

肉松饭卷　肉松、米饭各适量。肉松铺成长方形，压结实，上面铺一层米饭，再次压实，小心卷起即可。饭卷要小一些，适合宝宝入口。如果觉得饭卷麻烦，可以将米饭、肉松直接搅拌均匀，揉成适合宝宝入口的小团子。

1~3岁，补脑益智的营养补充是饮食关键

1~3岁是宝宝生长发育的黄金时期。此时宝宝的视力敏锐度大大提高，已经能够大致区别距离的远近，区分不同的颜色，甚至能看出两张图画颜色的深浅了；逐渐从蹒跚学步到学会主动爬台阶，甚至可以小跑；充满精力，对周围事物充满好奇心和学习心。因此，妈妈在对宝宝进行引导和教育的同时，还要不断增强营养，尤其是注重添加补脑益智的食物，以促进宝宝智力发育。

饮食原则

饮食时间　一般每天可以安排5次进餐，每餐间隔3个小时左右，早、中、晚3次正餐，上、下午各添加1次点心或者水果，每次用餐时间在20~30分钟。也可以根据宝宝的个人情况再调整饮食时间。

饮食类型　根据宝宝生长需要，每日需要补充350毫升左右的奶制品，坚持每天吃1个鸡蛋。宝宝1岁以后的饮食要从以奶类为主食逐步过渡到以谷类食物为主食，增加蛋、肉、鱼、豆制品、蔬菜、水果等食物的种类和数量。

注意零食　宝宝一般在1周岁左右断奶，此时主食固然重要，但是零食也不可忽视，一味乱给或者一点都不给都不是明智之举。研究表明，宝宝从零食中获得的热量达到总热量的20%，获取的维生素与矿物质达

到总摄取量的 15%，因此零食是宝宝所需热量与养分的重要补充。不过要注意零食的品种选择以及量的掌握与安排。比如，上午给予 1 小块蛋糕或 2~3 块饼干等少量的高热量食品，下午给予少量水果，晚餐后不给零食，但可以让宝宝在睡前喝 1 杯牛奶。

果蔬摄入　无论是妈妈认为水果营养优于蔬菜，还是宝宝因为水果的口感比较好更喜欢蔬菜，妈妈都要避免轻蔬重果的情况出现。研究表明，蔬菜与水果各有所长，营养差异甚大。总的来说，蔬菜比水果对宝宝的发育更为重要。以苹果与青菜相比较，前者的含钙量只有后者的 1/8，铁质只有 1/10，胡萝卜素仅为 1/25，而这些营养均是孩子生长发育不可缺少的"黄金物质"，所以，水果、蔬菜要兼顾，互相补充，不可偏颇，更不能相互取代。

重视饮水　水是构成人体组织细胞和体液的重要成分，一切生理和代谢活动，包括食物的消化、养分的运送和吸收到废物的排泄，都离不开水。年龄越小，对水的需求量相对越多。所以妈妈在每餐之间，应给宝宝喝一定量的水，以温开水为宜。

饮食习惯　此时宜培养宝宝良好的饮食习惯，避免强迫喂养和过度喂养，预防宝宝拒食、偏食和过食。饭前、饭后、便后要给宝宝洗手，培养宝宝良好的卫生习惯等。除此之外，妈妈要观察宝宝的日常表现，出现问题的话要及时帮助宝宝调整饮食，比如宝宝爱哭、多动、喜欢发脾气，查看宝宝是否吃甜食过多；易怒、喜欢跟别的小朋友打架，查看宝宝是否喝果汁过多；反应迟钝、贪睡，查看宝宝是否吃盐过量；易孤僻、抑郁、表情淡漠，查看宝宝是否缺乏某种维生素；易精神涣散、注意力不集中，查看宝宝是否缺锌；记忆力差、思维迟钝，查看宝宝是否缺铁等。并养成均衡、多样化的饮食习惯。

补脑益智食谱推荐

宝宝 1 岁以后，除了刺激性食物，大部分食物都可以吃了。因此妈妈在设计宝宝菜单时应保证谷类、蔬菜、水果、肉类、禽蛋等种类丰富多样。同时可以适当增加鱼类的摄入量，因为鱼类富含不饱和脂肪酸，有利于宝宝神经系统的发育。

三文鱼粥　大米、三文鱼各 50 克。大米淘洗干净，用清水浸泡 1 小时；三文鱼放入沸水锅中烫一下，捞出捣成鱼泥。锅中倒入适量水，放入大米大火煮沸，加三文鱼泥，转小火煮至大米熟烂即可。

鱼头冬瓜煲　鱼头 1 个，冬瓜 50 克，大米 10 克，姜、盐、料酒各少许。鱼头去鳃，洗净，用料酒去腥，捞出控干；冬瓜去皮，洗净，切小块；大米淘洗干净，放入清水中浸泡 2 小时；姜切片。锅中倒入适量油烧热，放入鱼头煎至变色，盛出控油。另起锅，倒入适量水烧沸，加鱼头、冬瓜、姜再次煮沸，转小火炖至汤汁发白，加大米熬至大米熟烂即可。

煎小鱼饼　鱼肉 50 克，鸡蛋 1 个，洋葱、牛奶、盐、淀粉各适量。鱼肉去骨、刺，剁成泥；洋葱洗净，切末。鸡蛋磕入碗中，搅拌均匀，加鱼肉、洋葱、牛奶、淀粉搅打成糊状，加盐再次搅拌均匀，使其稍微有咸味。锅中倒入适量油烧热，放入鱼泥摊成小圆饼，煎至两面金黄即可。

什锦蛋丝　鸡蛋 2 个，柿子椒、胡萝卜各 50 克，干香菇 5 克，盐少许，水淀粉、香油各适量。鸡蛋蛋清、蛋黄分开放入两个碗中，打散后加淀粉搅拌均匀，分别放入涂了植物油的盘中，摊成饼状，入锅隔水蒸熟，冷却后切成蛋白丝和蛋黄丝；柿子椒洗净，去蒂、籽，切丝；胡萝卜去皮，洗净，切丝；香菇用温水泡发，去蒂，洗净，切丝。锅中倒入适量油烧热，放入胡萝卜、香菇、柿子椒煸炒至熟，加蛋白丝、蛋黄丝、盐翻炒均匀，淋入香油即可。

苹果沙拉 苹果半个，橘子2瓣，酸奶酪、葡萄干各适量。苹果洗净，去皮，切碎；橘子去籽，切碎。两者一同放入碗中，加酸奶酪、葡萄干搅拌均匀即可。

核桃腰果露 核桃仁100克，腰果50克，水淀粉、白糖各少许。核桃仁放入沸水中浸泡，去皮，洗净，控干水分，同腰果一起放入干净的锅中，小火焙香，盛出碾成粉末。锅中倒入适量清水，大火煮沸，加核桃、腰果粉末和白糖搅拌均匀，把水淀粉慢慢倒入锅中，搅拌均匀即可。

碎果仁麦片粥 麦片50克，杏仁、核桃仁、腰果、花生各4颗。杏仁、核桃仁、腰果、花生放入烤箱中焙酥，取出碾成碎末。麦片放入锅中，加水煮沸，放入碎果仁稍煮一会儿即可。

肉香紫菜蛋卷 肉泥150克，鸡蛋3个，紫菜、盐、淀粉各适量。肉泥加少许盐搅拌均匀，腌制30分钟。鸡蛋磕入碗中，打散。平底锅中倒入适量油烧至五成热，倒入鸡蛋液铺平、铺薄，凝固后取出。把蛋皮修齐，铺一层紫菜，抹上肉泥，轻轻卷起，用水淀粉封口，制成卷筒状。用锡纸包裹均匀，放入沸水锅中隔水蒸15分钟，取出切成寿司状即可。

3~6岁，多样营养帮助宝宝增强免疫力

3~6岁的儿童又称为学龄前儿童。一般宝宝3岁时，妈妈们会把宝宝送入幼儿园。当宝宝进入新的生活环境，作息、饮食习惯及心理情绪等方面一般都会发生改变，此外，来自外界的影响也变得更为复杂。如果宝宝的抵抗力不够强，容易出现交叉感染、反复生病的情况。所以，妈妈要给宝宝做好营养补给，让宝宝营养充足，既能增强免疫力，又能开发智力长高个。

饮食原则

这个时期的宝宝饮食种类基本接近于成年人，饮食类型也从粥、软饭等过渡到普通膳食，不过仍然要注意避免过于油腻、酸、辣、咸等刺激性食物和过硬食物的摄入。具体来说，可以遵循以下原则。

饮食多样 对于3~6岁的宝宝来说，饮食多样化是保证健康成长的必要前提。比如，这个阶段的宝宝每日需摄入谷物类150~200克，蔬菜类200~250克，水果类100~150克，豆类及豆制品50克，动物性食品80~100克，牛奶及奶制品500毫升，动植物油25~30克，鸡蛋1~2个，而且尽量多换花样，不要重复吃同一种蔬菜、水果、肉类等。

多吃蔬果 如果孩子偏食，很容易因为营养不均衡造成肺、消化道黏膜变薄，抗体减少，影响人体防御功能。所以此时要给宝宝增加蔬果的摄入量，因为蔬果大多富含维生素、矿物质。除此之外，要适当增加

深橘色蔬菜、水果，比如芒果、甘薯、胡萝卜等的摄入量，可以帮助宝宝补充 β - 胡萝卜素，并在宝宝体内转化为维生素 A，维持上皮细胞及黏膜组织健全，减轻感染，提高抗体反应，促进白细胞生成，参与捕捉破坏细胞的自由基等；增加番茄、十字花科蔬菜、大蒜、香菇等食物的摄入量。

补充必需的不饱和脂肪酸　不饱和脂肪酸是养护细胞膜的重要组成部分，决定细胞膜的流动性和弹性，对免疫细胞非常重要。由于人体无法自行合成不饱和脂肪酸，所以只能从天然食物中摄取。比如鲑鱼、鲱鱼、沙丁鱼等深海鱼，核桃、杏仁、腰果等坚果，亚麻籽油、葵花籽油、橄榄油等油类。不过亚麻籽油、橄榄油等要避免高温油炸，最好直接加在烹煮好的食物上。

减糖　研究表明，摄取糖分过高的饮食会干扰白细胞的免疫功能，所以如果孩子喜欢吃糖果、蛋糕等比较甜的食物，妈妈要引起注意。尽量用相对健康的食物吸引孩子的注意力，避免孩子摄入过多糖分。

多喝水　多喝水可以保持黏膜湿润，成为抵挡细菌的重要防线。加上此阶段的孩子新陈代谢旺盛，活动量大，水分需要量相对较多，所以每天的总饮水量应为 1300~1600 毫升。除了奶类和其他食物中摄入的水分之外，建议每天仍然补充 600~800 毫升的饮水，以白开水为主。

♛ 提升免疫力食谱推荐

番茄焖牛肉　番茄 1 个，牛肉 200 克，葱、姜、高汤、花椒油、酱油、白糖、盐、水淀粉各适量。番茄洗净，去皮、去蒂，切块；牛肉洗净，切块；葱切段，姜切片。锅中倒入适量油，放入葱、姜爆香，加牛肉翻炒至变色，加番茄翻炒均匀，加酱油、白糖翻炒出香味，加高汤大火煮沸，转小火焖煮至牛肉熟烂，加盐调味，转大火，加水淀粉收汁，淋花椒油调味即可。

肉丝炒菠菜 瘦猪肉 250 克，菠菜 5 棵，葱、姜、酱油、盐各适量。瘦猪肉洗净，切丝；菠菜择洗干净，放入沸水中焯至断生，捞出过凉水，控水，切段；葱、姜切丝。锅中倒入适量油烧热，放入葱、姜爆香，加瘦猪肉炒至变色，加酱油炒出香味，加菠菜翻炒至熟，加盐调味即可。

海带鸡肉粥 大米 30 克，海带、鸡肉各 10 克。大米淘洗干净，放入清水中浸泡 1 小时；海带泡去盐分，搓洗干净，放入开水锅中煮一下，捞出切碎；鸡肉洗净，放入沸水锅中煮熟，捞出切碎。锅中倒入适量水，放入大米、海带大火煮沸，转小火熬煮至粥成，加鸡肉再稍煮几分钟即可。

牡蛎豆腐饺 新鲜牡蛎肉 200 克，嫩豆腐 2 小块，猪肉、盐、葱末、姜汁、水淀粉、蛋清、味精、香油、鸡汤各适量。牡蛎肉、猪肉剁成碎末，加入蛋清、水淀粉、盐、味精、葱末、姜汁、香油、鸡汤搅拌成稠糊状，用手挤捏成小肉丸；豆腐切成厚度、大小相等的三角形小片，在每片上放 1 个小肉丸后，再在上面盖上同样大小的三角形豆腐小片。将两片豆腐用水淀粉轻压成饺状，上锅蒸熟即可。

鸡丝拌豆腐皮 豆腐皮、鸡肉各 100 克，青豆 50 克，盐、蒜、香油、高汤各适量。豆腐皮切丝，放入沸水锅中焯一下，捞出过凉水，控水放入盘中；鸡肉洗净，放入锅中，加水煮熟，捞出切丝；蒜捣成蒜茸。鸡肉丝、蒜茸放入装有豆腐皮的碗中，加盐、高汤、香油搅拌均匀即可。

7~12岁，营养全面均衡促进孩子生长发育

7~12岁的孩子正值身体迅速发育的阶段，本身对于营养的需求就非常高，加上进入小学后脑力活动增加，对于营养的需求就更高了。所以为了保证7~12岁孩子的营养，让孩子头脑聪明、个子高，在饮食上要格外注意。

饮食原则

这个时期的孩子，因为身体发育的需要，饮食搭配的合理性、均衡性、营养度等甚至要高于成年人。而且要少吃或不吃油炸、膨化、高糖、高脂肪等食品或饮料。具体来说，可以遵循以下原则。

膳食要多样化 7~12岁孩子的膳食，要根据季节及市场供应情况，做到多样而均衡。比如主副食粗细（细为主，粗为辅）、荤素（素为主，荤为辅）、干湿（干为主，湿为辅）的搭配都要合理。

适当安排一日三餐 7~12岁孩子一日三餐的能量分配可参考的比例是，早餐为20%~25%、午餐为35%、晚餐30%，做到早上吃好、中午吃饱、晚上吃少。除此之外，上午第二节课后的加餐为10%~15%，以便供给孩子充分的营养和能量，利于脑力活动。同时需要注意的是，一日三餐要定时、定量，这样才能养成良好的吸收反射，促进营养吸收及废物代谢。

格外要注意的营养补充 7~12岁孩子在以上饮食原则的基础上，还

小儿推拿　饮食调养　孩子健康少生病

要格外注意蛋白质、钙、锌、碘的补充。每周保证5~7次优质蛋白质摄入，比如禽蛋、豆制品、鱼肉等，可以让孩子更健康结实；每天保证300毫升牛奶，每周3~4次豆及豆制品摄入，可以帮孩子补充骨骼发育最为重要的矿物质——钙；未免孩子发育迟缓，要适当增加猪瘦肉、牛肉、海产品等含锌食物的摄入量；每周保证2~3次海鱼、海带、紫菜等含碘食物的摄入量，可以促进身体代谢，利于生长发育。

吃饭要细嚼慢咽　吃饭吃得很快不仅容易发胖，还容易患肠胃病，所以细嚼慢咽对于发育期的孩子来说，既能帮助营养吸收，保持形体，又能养成健康的饮食习惯，对强健牙齿、清洁口腔细菌、提高大脑思维能力、缓解焦虑情绪等均有益处。

在遵循以上饮食原则的同时，7~12岁的孩子还要注意安排适当的身体运动，比如慢跑、跳绳、打篮球、踢足球等，以免只吃不动造成身体肥胖。不过，运动时间不宜过长，饭后不宜剧烈运动。

促进生长发育的食谱推荐

蔬果肉丁　猪瘦肉100克，腰果、胡萝卜、洋葱、莴笋各50克，水淀粉、盐、鸡精、料酒各适量。胡萝卜、洋葱、莴笋择洗干净，切丁；猪瘦肉切丁。锅中倒入适量油烧热，放入猪瘦肉丁翻炒至变色，加胡萝卜、洋葱、莴笋丁翻炒均匀，加盐、料酒继续翻炒至熟，加水淀粉勾芡，加鸡精调味，出锅撒腰果即可。

山药炖牛肉　牛肉200克，胡萝卜、山药各30克，盐适量。牛肉切块；胡萝卜洗净去皮，切块；山药洗净，去皮，再次洗净后切块。牛肉放入锅中，加水大火煮沸，转小火慢炖至牛肉熟，加胡萝卜、山药继续炖至牛肉熟烂，加盐调味即可。

番茄炒鸡蛋　番茄1个，鸡蛋2个，葱、姜、盐各适量。番茄洗净，去蒂，切块；鸡蛋磕入碗中，打散；葱切葱花，姜切丝。锅中倒入适量油烧热，倒入鸡蛋液翻炒至定型，出锅。锅中留底油，放入葱、姜爆炒出香味，倒入番茄翻炒至出汤，加炒好的鸡蛋翻炒均匀，加盐调味即可。

虾皮炒萝卜丝　白萝卜 500 克，虾皮 20 克，高汤、葱、蒜、盐、鸡精各适量。白萝卜洗净，切丝；葱、姜切末。锅中倒入适量油烧热，下蒜末、虾皮爆香后捞出备用。锅中留底油，加白萝卜丝翻炒均匀，加高汤，盖上锅盖焖煮 10 分钟，打开锅盖加葱、姜、虾皮、盐、鸡精翻炒均匀即可。

清蒸黄鱼　黄鱼 1 条，葱、姜、料酒、生抽、盐各适量。黄鱼处理干净，划花刀，撒少许盐，倒料酒腌制 20 分钟，捞出控干料酒，鱼肚里放入葱段、姜片，放在盘子里上锅蒸熟，出锅撒少许生抽即可。

盐水虾　虾 300 克，小香葱、姜、八角、花椒、桂皮、料酒、香油、生抽、柠檬各适量。虾处理干净，加盐、料酒腌制 15 分钟；小香葱洗净，打结；姜切片。锅中倒入适量水，放入小香葱、姜、八角、花椒、桂皮大火煮出香味，加虾煮至虾变色，关火。取一个小碗，倒入香油、生抽，挤入少许柠檬汁调成蘸料。取出虾，蘸着姜汁吃即可。

Part3 营养按摩日常保健，为宝宝健康奠定基础

对于宝宝来说，日常保健是促进其生长发育、奠定身心健康、防治疾病的基础。本章通过介绍饮食、推拿相关知识，帮助妈妈做好宝宝的日常保健。同时提醒妈妈们，由于宝宝脾胃娇弱，本章中所用饮食会标明适用年龄，而推拿则适合所有年龄段的宝宝，不再额外标注。

消除疲劳，善用食疗巧按摩

宝宝成长旺盛期的大部分时间是在睡眠中度过的。由于大脑发育尚不完善，大脑皮层和神经细胞兴奋性低，耐劳能力差，所以容易疲劳。如果宝宝在日常玩耍或者学习过程中极易出现疲劳，睡眠时间不规律的现象。那么此时妈妈们应注意采取适当措施缓解宝宝疲劳，使宝宝得到更有效的休息与睡眠，保证宝宝的健康。一般宝宝在疲劳的情况下会出现坐立不安、哭闹不止、拉耳朵、揪头发或揉眼睛、吸吮拇指等动作，这些都是他们表达疲劳的信号，妈妈们要注意。

饮食调养

宝宝易疲劳，从中医学角度来说主要是因为脾虚不能运化水谷精微，以至于气血生化不足、水谷精微无法为宝宝机体提供能量，出现疲劳感。从通俗的角度来说，宝宝易疲劳大多是缺乏营养导致的，尤其是钾。所以在加强补脾的同时，妈妈应为宝宝增加含钾的食物，如荞麦、玉米、红薯、菠菜、芹菜、香蕉及各种豆类等。

山药排骨汤　排骨5块，山药半根，葱、姜、枸杞子、盐各适量。排骨放入沸水锅中焯去血沫，捞出冲洗干净；山药去皮，洗净，切滚刀块；葱切段，姜切片，枸杞子洗净。锅中倒入适量水，放入排骨、葱、姜大火煮沸，加山药、枸杞子，转小火炖至排骨熟烂，加盐调味即可。有补肾养血、增强免疫力等功效，可以缓解疲劳，适合10个月以上宝宝。

核桃银耳红薯粥　核桃仁 20 克，银耳半朵，红薯、粳米各 30 克。核桃仁放入烤箱中，120℃烤 10 分钟，烤完取出，碾碎；银耳放入温水中泡发，去蒂，洗净，撕成小朵；红薯去皮，洗净，切丁；粳米淘洗干净，放入水中浸泡 1 小时。锅中倒入适量水，放入粳米大火煮沸，加红薯、银耳，转小火煮至粳米熟烂，加核桃碎搅拌均匀即可。有滋阴补虚、补钾等功效，可以缓解疲劳，适合 6 个月以上宝宝。

番茄蛋汤　番茄 50 克，鸡蛋 1 个，香油、盐、水淀粉各适量。番茄洗净，用开水烫一下，去皮，切小片；鸡蛋磕入碗中，打散。锅中倒入适量油烧热，放入番茄煸炒均匀，加开水再次煮沸，加盐调味，加水淀粉勾芡，淋入鸡蛋液，加香油即可。有益气补血、和胃健脾等功效，能增强宝宝体质，减轻疲劳感，适用于 9 个月以上宝宝。

推拿调养

推拿可以让宝宝身体放松，通过揉按与脏腑相关穴位，增强脏腑的功能，以达气血充和，神清精明之效，缓解宝宝疲劳感。

补脾经　在宝宝的拇指螺纹面做顺时针旋推，或将宝宝的拇指屈曲，循拇指桡侧边缘向指根方向直推 3~5 分钟。有健脾胃、补气血等功效，

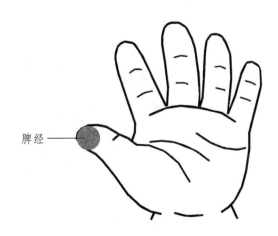

脾经

可以增强宝宝体质，缓解疲劳感。

推三关　妈妈一只手握住宝宝手部，另一只手以拇指桡侧边缘或食、中指面自腕横纹推向肘横纹，推3~5分钟。有温阳散寒、补气行气等功效，可以强健宝宝体质，消除疲劳。

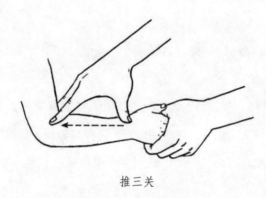

推三关

捏脊　让宝宝趴在床上，露出背部，沿其脊椎两旁二指处，用两手拇指、食指和中指从尾骶骨开始，将皮肤轻轻捏起，慢慢地向前捏拿，一直捏到颈部大椎穴，由下而上连续捏五六次为一组，捏第三次时，每捏三下将皮肤向上方提起一次。此法最好坚持每日早晚各做一组。有滋阴养阳，通理经络，促进气血运行，改善脏腑功能等功效。

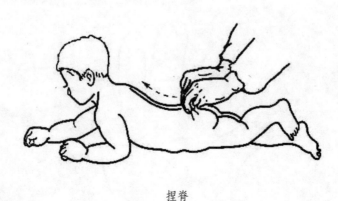

捏脊

◎营养均衡充分。宝宝无论是身体疲劳还是大脑疲劳，想要缓解都离不开均衡、充分的营养。幼儿期是宝宝身体、大脑发育的关键时期，这一阶段更应注重营养。糖类、蛋白质、维生素、矿物质等营养元素都不可或缺。

◎劳逸结合。对于宝宝来说，无论玩耍、看电视，还是学习、运动，时间都不宜过长，应该控制在 30 分钟以内。如果宝宝体质较弱，时间还要缩短。有些宝宝精力旺盛，给妈妈一种完全不会累的感觉，但是也应该每到 30 分钟就休息 10~15 分钟，保证让宝宝的大脑、身体得到充分的放松和休息，这样才不会造成精力透支，影响宝宝生长发育。

◎充足的睡眠。充足的睡眠是消除身体、大脑疲劳和提高学习效率的重要手段。宝宝处于深睡眠状态时，对消除大脑疲劳，修复脑细胞特别有益。通常情况下，新生儿每天需要 22 个小时的睡眠，3 岁的宝宝每天需要 14 个小时的睡眠，7 岁的宝宝每天需要 11 个小时的睡眠，10 岁的宝宝每天需要 10 个小时的睡眠。只有尽量满足这样的睡眠时长，才能帮助宝宝消除疲劳，养足精力。

改善睡眠，按摩三穴位常喝热牛奶

睡眠对于宝宝来说，就像是给电池充电一样，可以让宝宝在睡觉过程中补充和恢复消耗的体力。俗话说："一夜不宿，十夜不足。"对于宝宝来说，睡一个好觉更是至关重要。研究表明，宝宝在深睡眠阶段，体内生长激素的分泌是非睡眠状态的 3 倍。宝宝睡眠质量好，有助于增强宝宝的生长发育、免疫力、注意力及记忆力等。因此，当宝宝睡眠质量差、老是睡不着、睡着易惊醒时，妈妈可以通过以下方法来进行调理。

饮食调养

中医学认为，胃不和则寐不安，意思是脾胃不和会影响睡眠。因此，通过饮食调理，调畅脾胃，促进消化系统健康，可以在很大程度上提升宝宝睡眠质量。

热牛奶 根据宝宝的年龄确定牛奶饮用，加温后，临睡前饮用。一般情况下，宝宝 1 岁之后可以开始喝牛奶，以每日 500 毫升为宜，最高不能超过 750 毫升。牛奶中含有的人体必需氨基酸——色氨酸，有助眠作用；还富含乳糖、矿物质和维生素等，能缓解脑细胞紧张，对于宝宝来说是安神助眠的上佳饮品。

小米蜂蜜粥 小米 60 克，蜂蜜 25 克。小米淘洗干净，放入锅中，加适量水熬煮成粥，晾至温热时调入蜂蜜即可。每日 1 次，临睡前服用，连服 1 个月。有和胃、养心、安神等功效，有利于改善宝宝睡眠质量，适用于 1 岁以上的宝宝。

百合大骨汤 猪大骨 1 块，百合 30 克。猪大骨洗净，放入锅中，加水大火煮沸，撇去浮沫，转小火炖 1 小时，加入百合继续炖至百合熟烂、汤汁浓稠。每天分 7 次，适量饮汤、吃百合。有补中益气，养心安神等功效，可以延长宝宝睡眠时间、提高睡眠质量，适用于 6 个月以上宝宝。

奶香玉米汁 水果玉米 1 根，牛奶 1 杯。玉米洗净，取粒，放入榨汁机，加适量水搅打成汁，倒入锅中煮沸，调入牛奶继续煮沸即可。有润肠排毒，促进生长发育，安神益智等功效，适用于 7 个月以上宝宝。

推拿调养

中医学认为，小儿心气有余，容易因为听见声音或者受到惊吓而出现夜寐不宁的情况。同时，晚餐过饱、脾胃不和也容易影响睡眠。所以要想使小儿获得良好的睡眠，根本在于宁心、平肝、安神。推拿以下三个穴位，对安神定志、提高宝宝睡眠质量具有较好的效果。

清心经 妈妈一只手固定宝宝中指，另一只手以拇指指端自中指尖向指根方向直推中指螺纹面；或沿整个中指掌面自指根推向指尖 3~5 分钟。有清心安神的作用，可以提高宝宝的睡眠质量。

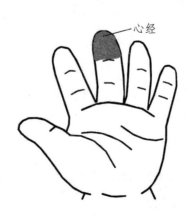

心经

清肝经 妈妈一只手固定宝宝食指,另一只手以拇指端自食指尖向指根方向直推食指螺纹面;或沿整个食指掌面自指根推向指尖力度适中按揉3~5分钟即可。有平肝泻火,解郁除烦等功效,利于宝宝睡眠。

清天河水 妈妈一只手固定宝宝手部,另一只手食、中指面自腕横纹推向肘横纹3~5分钟。有清热解表、泻火除烦等功效,清热而不伤阴,非常适合用来促进宝宝睡眠。

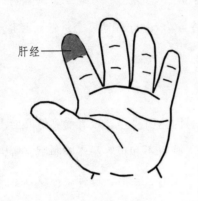

肝经

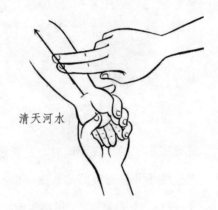

清天河水

宝宝健康加油站

◎养成良好的饮食习惯。晚餐过饱或者多食肥甘厚味,都会增加了宝宝胃肠负担,导致其难以入睡。当然,过于饥饿也是不可以的。所以妈妈要帮宝宝养成良好的饮食习惯,尤其是要格外注意宝宝的晚餐量和晚餐时间。一般来说,2岁以下的宝宝少食多餐,不会出现太大的问题。2岁以上的宝宝饮食习惯已经稍微贴近成年人,所以晚上8点前吃完晚餐,而且以清淡、易消化的食物为主比较合适。

◎睡前避免兴奋。睡前应适当让宝宝做一些比较安静的游戏或者娱乐，比如给宝宝讲故事，让宝宝自己看他感兴趣的书，听比较柔和的音乐等，不要让宝宝运动得过于剧烈，或者过分逗引宝宝玩耍、看一些情绪激烈的电视节目等，以免增加宝宝的兴奋性，导致其睡眠质量下降。同时，白天也不能玩得过于疲劳。

◎营造良好的睡眠环境。睡眠环境对于宝宝的睡眠有直接影响。宝宝的睡眠环境应该以空气新鲜、温度适中、环境安静、光线幽暗为宜。这样利于褪黑素分泌，促进宝宝睡眠。除此之外，宝宝要穿柔软、轻便的睡衣，被子要柔软、保暖且轻便，这样更利于宝宝睡眠。在宝宝休息之后，家长要稍微降低说话声音，避免喧闹影响宝宝睡眠。

◎睡姿舒适。要帮助宝宝养成舒适的睡姿。比如头面部不要蒙在被子里，手不要放在胸前，最好让向右侧睡等。如果1周岁以后的宝宝已经形成了自己的入睡姿势，而且不会出现呼吸不畅、影响健康等问题，那么妈妈要尽量尊重宝宝的睡姿，无论仰卧、俯卧、侧卧，只要宝宝睡得舒适就可以。不过此处需要注意的是，如果宝宝晚上刚喝完奶就睡了，妈妈要把孩子的睡姿调整为右侧卧，以利于食物消化吸收。如果宝宝保持一个睡姿的时间比较长了，妈妈可以在不影响孩子睡眠的情况下帮助其变换一个姿势。

安神定志，清补肝经是好方法

　　宝宝神经系统尚未发育完全，对外界突然发生的强烈刺激，比如声音、光线等各种因素不能充分适应，容易受到惊吓，造成神经系统暂时性功能失调，导致宝宝出现心烦易躁、哭闹不休、睡眠不安或睡后翻来翻去睡得不踏实等症状。中医学认为，通过饮食、推拿等方法来安神定志，是让宝宝心气平和、免受惊扰的有效方法之一。

饮食调养

　　神志难定的宝宝，在饮食方面应多吃富含蛋白质和卵磷脂的食物，比如海带、虾米等海产品及各种动物的肝脏、鱼、鸡蛋、大豆、百合、桂圆等，这些食物可以改善宝宝大脑的神经传递信息，起到一定的安神静气的作用。

　　冰糖藕粉　藕粉 50 克，冰糖 1 粒。藕粉放入锅中，加水，小火慢煮，加入冰糖，一边煮一边搅拌至藕粉黏稠即可。有清热、养血、除烦、安神定志等功效，适用于 4 个月以上宝宝。

　　百合粥　鲜百合 20 克，粳米 30 克。鲜百合、粳米分别淘洗干净。锅中倒入适量水，放入粳米大火煮沸，加百合再次煮沸后，转小火煮至粳米熟烂。每天分 2 次给宝宝温服。可以滋阴除烦、安神定志，适用于 6 个月以上的宝宝。

　　橙子桂圆饮　橙子 1 个，桂圆 8 颗，蜂蜜适量。桂圆去壳、核，橙子洗净切片。锅中倒入适量水，放入橙子、桂圆大火煮沸，转小火煮5分钟，晾至温热调入蜂蜜，代替部分饮用水给宝宝饮用即可。有益气补血、安神定志的功效，适合 1 岁以上的宝宝。

推拿调养

以下推拿安神定志的效果比较好，而且可以在一定程度上缓解小儿夜啼、惊啼、睡眠不实及注意力不集中等问题。

推肝经　推肝经有补肝经和清肝经之分。两者均对安神定志有效。

（1）补肝经。妈妈一只手固定宝宝食指，另一只手以拇指螺纹面旋推小儿食指螺纹面；或沿整个食指掌面自指尖推向指根 3~5 分钟即可。有滋补气血的功效。

（2）清肝经。妈妈一只手固定宝宝食指，另一只手以拇指端自食指尖向指根方向直推食指螺纹面；或沿整个食指掌面自指根推向指尖力度适中按揉 3~5 分钟即可。有平肝泻火、息风镇惊、解郁除烦等功效。

揉按小天心　妈妈一只手固定宝宝四指，使宝宝掌心向上，另一只手用中指端揉小天心 100~150 次。有清热、镇惊安神的功效。

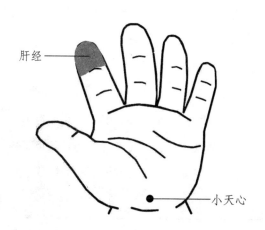

肝经

小天心

Part3　营养按摩日常保健，为宝宝健康奠定基础

清心经 妈妈一只手固定宝宝中指，另一只手以拇指指端自中指尖向指根方向直推中指螺纹面3~5分钟。有清热泻火、安神定志的功效。

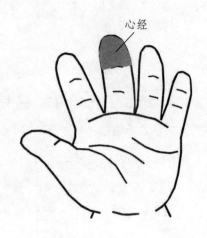

心经

 宝宝健康加油站

◎减少看电视的时间。对经常容易受惊、睡眠不安的宝宝来说，妈妈要减少他们看电视的时间，剩余的娱乐时间用讲故事、做游戏、听音乐、外出散步、去游乐场等代替，让宝宝的娱乐丰富，不再只专注于电视。因为长时间看电视会损害宝宝的视力，影响宝宝注意力，让宝宝变得神志不安。

◎增强宝宝的安全感。在宝宝的成长过程中应尽量陪伴宝宝，如果受到惊吓，家长应及时抚摸宝宝，让宝宝得到安慰，心静神安，如果宝宝容易受惊，要减少带宝宝去喧哗场所的时间，避免直接接触使宝宝害怕的物体或人，让宝宝多在熟悉的环境里待着，到宝宝不再容易受惊时，再带宝宝去陌生的场所，接触陌生的人。

益智健脑，丰富饮食巧推拿

智力与大脑发育密切相关，简单来说，智力就是脑的活动能力。脑活动能力强，智力水平也会高，脑活动能力差，智力水平便会受到影响。宝宝的智力发育与大脑营养有着非常紧密的联系，所以妈妈们要帮助宝宝做好饮食调养，巧用小儿推拿，让宝宝变得聪明伶俐。

饮食调养

很多妈妈认为没有经过智商测试，很难知道宝宝的智力，其实通过观察宝宝的日常表现，就可以发现宝宝是否需要益智健脑了。比如当宝宝经常出现注意力不集中、发育迟缓、四肢无力等症状时，说明宝宝的脑部缺营养了。妈妈可以通过饮食给宝宝补充益智健脑的食物，比如瘦牛排、鱼肉、菠菜、甜菜、毛豆、蓝莓、核桃、苹果等。

蔬菜猪肝泥 胡萝卜5克，菠菜1棵，猪肝10克，牛奶50毫升，酱油少量。胡萝卜洗净，切碎，放入沸水中煮软；菠菜择洗干净，放入沸水中焯熟，捞出切碎；猪肝洗净，放入沸水中煮熟，捞出碾成泥状。将胡萝卜、菠菜和猪肝一起放入锅内，加酱油，用小火翻炒均匀，加牛奶搅拌均匀即可。有补铁补血、健脑益智等功效，适用于6个月以上宝宝。

核桃牛奶露 核桃仁50克，牛奶100毫升，冰糖1粒。核桃仁放入清水中，将外皮泡软，去除，放入搅拌机中，加水搅打成核桃糊，过滤，倒入锅中，加冰糖，大火煮至冰糖溶化，转小火，慢慢倒入牛奶，搅拌均匀即可。有助于促进脑部发育和神经系统发育，可以提高记忆力，并能维护骨骼健康，适用于 4 个月以上宝宝。

鱼泥豆腐羹 鳕鱼肉、豆腐各 50 克，淀粉、香油、酱油、葱花各适量。鳕鱼肉洗净，控水，淋上少许酱油，放入锅中蒸熟，碾成鱼泥；豆腐洗净，切丁。锅中倒入适量水煮沸，放入豆腐再次煮沸，加鱼泥、葱花稍煮，加淀粉勾芡成糊状即可。含铁丰富，利于宝宝智力开发与生长发育，适用于 7 个月以上宝宝。

推拿调养

推拿可以强身健体，也具有一定的调节大脑神经、安神定志、交通心肾及提高智力的效果。所以经常按揉一些具有健脑益智功效的穴位，可以让宝宝更加聪明。

摩囟门 妈妈食指中指无名指三指并拢，在孩子的囟门处轻轻抚摸 2 分钟，可顺、逆时针交替进行。能够镇静安神、健脑益智。不过按摩一定要轻柔，力度不能重，手法不能按。

揉印堂 妈妈用拇指端揉宝宝印堂处 20~30 次。有醒脑通窍、增长智慧的功效。

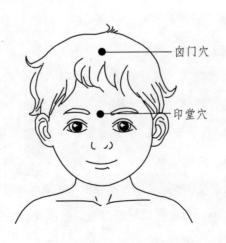

囟门穴

印堂穴

揉涌泉穴　妈妈以拇指指腹着力，稍用力在宝宝涌泉穴上揉30~50次。涌泉穴是肾经的重要穴位，经常按摩可以强肾健脑，为大脑活动提供充足的动力，进而利于智力提高。

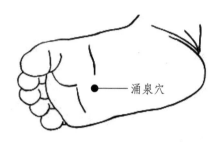

涌泉穴

梳理头部　妈妈可以张开五指指腹，像梳头发一样，轻轻梳理宝宝的头部2~5分钟左右。中医学认为，头为诸阳之会，督脉、膀胱经、胆经、三焦经等经脉都在此汇集，常常按摩可以给大脑补充氧气，消除脑疲劳，起到益智健脑的作用。

按揉内关穴　妈妈用食指指腹顺时针按揉内关穴3~5分钟，力度适中，每天早晚各1次。内关穴是心包经的主要穴位，心主血液、主神明，经常按揉内关穴可以调节神志，让宝宝思维更敏捷。

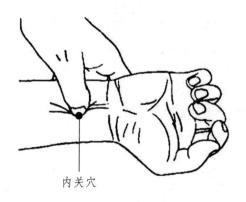

内关穴

◎多和宝宝交流。日常生活中，妈妈要与宝宝多交流，比如给宝宝讲故事或者唱歌、教宝宝学说话、回答宝宝的问题等，宝宝听到的词语越多，大脑的语言功能发育就越快，智力发育也会越好。等到宝宝会说流畅的句子后，可以鼓励宝宝一起参与讲故事、唱歌等，锻炼宝宝的语言能力，进而开发智力。

◎鼓励宝宝去探索。宝宝对世界的态度很大程度上是由妈妈的态度决定的。所以妈妈和宝宝之间的互动对于宝宝认识世界、学习知识很重要。有的妈妈怕宝宝在自己探索的过程中出现安全问题，会过多地干预宝宝，有的妈妈则强迫宝宝去探索，这两种方式都容易消磨宝宝探索的欲望与乐趣，影响宝宝智力发育。所以在宝宝的探索过程中，妈妈要做的是鼓励，有利的引导，安全的保护，激发宝宝自行探索、思考的乐趣，促进宝宝的智力发育。

◎开发宝宝的潜质。每个宝宝都有自己的特性和气质，妈妈可以根据宝宝的具体情况制定不同的方案，比如音乐培养、文字游戏、室外活动等，开发宝宝的潜质，同时给予宝宝爱的鼓励，这些对于孩子的智力发育非常有帮助。

开胃消食，推脾经并注意饮食调养

宝宝处于脾胃尚未发育完善的阶段，非常容易被饮食和外邪所伤。但是此阶段宝宝生长发育迅速，对食物的需求却日益增多，容易进一步加重脾胃的消化负担。所以妈妈们应注意宝宝合理饮食，并通过推拿方法保护宝宝的脾胃功能。如果宝宝出现明显的食欲不振、腹胀、口气重、排便不规律且便干、便臭及睡眠不安稳等症状，则要考虑宝宝存在脾胃消化功能问题，应给予开胃消食，及时消除宝宝的不适症状。

饮食调养

宝宝脾胃功能较弱，如果出现消化不良的症状，妈妈们可以适当延长宝宝的两餐时间，并注意日常饮食的调养，加强宝宝的脾胃功能。除此之外，也可以增加宝宝开胃消食食物的摄入量，比如山楂、山药、陈皮、玉米、小米等。

山楂红枣银耳粥　大米、小米各 20 克，干银耳、红枣各 10 克，干山楂片 5 克。大米、小米、红枣、干山楂片分别洗净；干银耳用温水泡发，去蒂，洗净，撕成小朵。所有食材一起放入锅中，加水中火煮沸，转小火煮 25 分钟左右即可。代替主食给宝宝食用，有较好的健脾开胃消食的功效，可以增强宝宝食欲，适用于 6 个月以上宝宝。

山药红豆牛奶　红豆 20 克，新鲜山药 50 克，牛奶 100 毫升。红豆洗净，煮至熟烂；山药去皮，洗净，切块，放入沸水锅中焯至断生。红豆、山药放入榨汁机中，加牛奶榨汁，用细筛过滤取汁即可。有健脾益胃、助消化的功效，日常代替部分饮水给宝宝饮用，能促进宝宝肠胃消化，增强食欲，适用于 4 个月以上宝宝。

推拿调养

推脾经　推脾经有补、清之分。妈妈可以用补、清补来调理孩子的脾胃。

（1）补脾经。妈妈一只手固定宝宝拇指，另一只手以拇指指腹旋推宝宝拇指螺纹面；或将宝宝拇指屈曲，以拇指端循宝宝拇指桡侧缘由指尖向指根方向直推 3~5 分钟即可。有健脾胃、补气血的功效，对于脾胃偏弱引起的饮食难化具有较好的疗效。

（2）清补脾经。妈妈一只手固定宝宝拇指，另一只手以拇指指腹从指尖向指根方向往返推宝宝脾经 3~5 分钟。有和胃消食、增进食欲等功效，可以缓解因为积食导致的宝宝消化不良、食欲不振等症状。

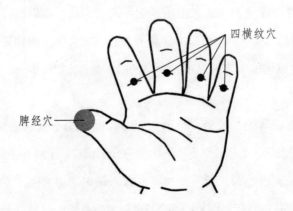

四横纹穴

脾经穴

推四横纹　妈妈一只手将宝宝四指并拢，另一只手拇指指腹从小儿食指横纹处推向小指横纹处，力度适中，推 3~5 分钟即可。有调中行气、和气血、清胀满等功效，对于积食难消的宝宝具有很好的开胃消食的作用。

◎养成良好饮食习惯。妈妈们应让宝宝按时吃饭，根据宝宝每天的需要量给予食物，做到少食多餐。而且宝宝进食不宜过快，要养成细嚼慢咽的好习惯，有利于食物被更好地消化吸收。避免宝宝出现暴饮暴食的情况，因为这容易增加胃负担，造成消化不良。除此之外，要控制宝宝吃冷食的情况出现。

◎坚持科学合理喂养。按月龄正确给宝宝添加辅食，对于稍大一点的宝宝，应选择既富有营养又容易消化的食物，各类食物的搭配要合理，品种要多样化，同时也要保证食物的色、香、味，激发宝宝的食欲。

健骨强身，补钙的同时勤按摩

宝宝身体正处于快速发育的阶段，其骨骼和肌肉发育需要大量的钙。如果由于先天体质问题或者后天营养不足，不能及时补充钙质，容易导致宝宝身材瘦小不长肉。所以帮助孩子正确补充钙质成为妈妈们常做的事情之一。如果妈妈们不知道宝宝是否缺钙，可以通过观察宝宝的生长情况进行判断。一般缺钙的宝宝常表现为骨骼发育迟缓、肌肉松弛、出牙晚、前囟门闭合晚、免疫功能差等。当宝宝出现这些情况时，妈妈要帮助宝宝做好健骨强身的后援工作。

饮食调养

健骨强身在饮食上离不开钙质的补充，因为足够的钙是促进骨骼、肌肉和牙齿生长发育的基础条件。在饮食当中，可以帮助宝宝补钙的食物常见的有牛奶、奶酪、虾、鱼类、贝类、河蟹、猪肝、牛肝、羊肝、豆类、紫甘蓝、花菜、白菜、油菜、紫菜、木耳、蛋黄、松子等。其中，适合绝大多数孩子的补钙食物主要以乳制品、豆类为主。

荷兰豆奶酪泥　荷兰豆 50 克，奶酪 20 克。荷兰豆洗净，放入沸水中煮熟，捞出放入搅拌器中，加奶酪、适量纯净水搅打成泥。有抗菌消炎、提振食欲、强身健骨等功效，适用于 4 个月以上宝宝。

虾丁鸡蛋羹　鸡蛋 1 个，鲜虾仁 2 个，酱油、香油各适量。鸡蛋磕入碗中，搅打均匀；鲜虾仁洗净，放入沸水中焯至变色，捞出切碎。

虾仁放入鸡蛋液中搅打均匀，上锅隔水蒸熟，滴几滴酱油、香油即可。适当给宝宝食用，补钙效果非常好，进而可以起到健骨强身的作用。不加调味料适合 4 个月以上宝宝，加了调味料适合 9 个月以上宝宝。

宝宝版豆腐脑　北豆腐 100 克，土豆、番茄、冬瓜各 50 克，菜籽油适量。土豆去皮，洗净，切片，放入锅中蒸熟，取出碾成泥；番茄洗净，去皮、蒂，切丁；冬瓜去皮，洗净，切丁。锅中倒入菜籽油烧热，放入番茄翻炒出汁，加冬瓜翻炒至冬瓜变软，加土豆泥翻炒均匀，加入适量水大火煮沸，用小勺把北豆腐刮成片放入锅中，转小火稍煮 2 分钟即可。有补钙益胃、健骨强身等功效，适用于 4 个月以上宝宝。

推拿调养

在日常调养中，妈妈们结合宝宝的生理特性，通过推拿相关穴位，可以找到促进宝宝脏腑功能调和及骨骼生长发育的有效方法。

补肾经　妈妈一只手固定宝宝小指，用另一只手以拇指指腹旋推小儿小指末节螺纹面；或沿整个小指掌面自指根直推向指尖，力度适中，按揉 3~5 分钟即可。有补肾益脑、温养下元等功效，对于体质偏弱的宝宝来说，可以起到强身健骨、增强免疫力的作用。

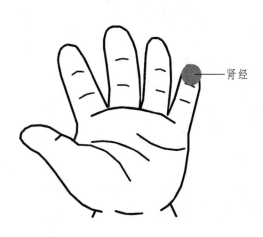

肾经

按揉足三里 妈妈以拇指端或指腹着力，稍用力按揉50~100次。不仅可以疏通经络，调畅气血，起到强壮身体的作用。还可以健脾和胃、调中理气，配合饮食补养进一步增强宝宝体质。

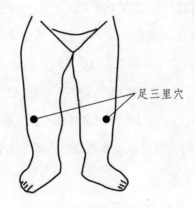

足三里穴

揉涌泉穴 妈妈以拇指指腹着力，稍用力在宝宝涌泉穴上揉3~5分钟即可。有活跃肾经内气、固本培元的功效，可以使宝宝肾精充足，身强体壮。

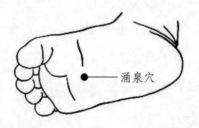

涌泉穴

宝宝健康加油站

◎坚持科学合理饮食。对于需要健骨强身的宝宝来说，妈妈们要为他们选择富有营养又容易消化的食物，而且各类食物的搭配要合理，品种要多样化，色、香、味要俱全，这样有利于激发宝宝的食欲，增强宝宝抵抗力。同时也要为宝宝培养良好的饮食习惯，按时就餐，主动进餐，让科学合理的饮食成为宝宝身强体健的坚实后盾。

◎多锻炼、多晒太阳。俗话说："万物生长靠太阳。"宝宝健骨强身同样离不开太阳的帮忙。因为太阳光中的紫外线可以作用于宝宝皮肤，促进维生素 D 的合成，维生素 D 可以在肠道、肾脏及骨等多个组织器官发挥效应，促进钙、磷吸收，调整骨代谢，利于宝宝的骨骼发育。因此建议妈妈们挑选风和日丽、温度适宜的天气，常带宝宝外出晒太阳。晒太阳的同时还可以做游戏、散步等，让宝宝适当进行户外锻炼，进一步强筋健骨。不过晒太阳的时间和运动的时间都不宜过长，以 30~40 分钟为宜，之后要休息 10~15 分钟，并给宝宝补充水分。

Part4　宝宝日常不适，食疗按摩精心护理

　　日常生活中，宝宝会出现打嗝、流口水、吐奶、感冒等不适，大部分小病痛通过食疗、按摩可以有效缓解或治愈，妈妈可以跟着本章，学习缓解宝宝常见不适的小妙招。

吐奶，搓热手掌按摩小肚子

吐奶或溢奶是新生儿和婴儿很常见的现象，大多数婴儿在出生后的前几个月基本上每天都要吐几次奶。这与新生儿胃幽门狭窄，胃与食管结合部比较松弛有关。在这种条件下，当胃强烈蠕动时，胃中的奶便会从食道反流，由口中吐出，形成吐奶。随着宝宝逐渐长大，器官发育完善，吐奶也会跟着改善、消失。如果孩子吐出来的奶是原状液体，且吐完后没有痛苦表情，甚至更愉快，多是生理性吐奶。妈妈在喂奶后不要立刻放下宝宝，轻拍宝宝背部使其打嗝后再放下，便会避免这种情况。如果宝宝吐奶时呈喷射状，把胃里的奶吐出后还继续吐出胃液或者吐出带奶块、有酸味的半消化奶液，并伴随哭闹、咳嗽、吐奶频繁、体重骤减等症状，则属于病理性吐奶，需要及时带宝宝看医生，查看有无器质性病变。

一般情况下，通过饮食、推拿帮助宝宝调理脾胃、调畅气机、促进消化，避免宝宝胃气上逆，可以很好地缓解、调治宝宝吐奶，让宝宝喝奶后更加舒服。

饮食调养

定时定量喂奶　给宝宝喂奶时不要一次喂太多，一般两三个小时喂一次，做到少量多餐，保证每次喂奶宝宝能够充分消化为好。同时，喂奶后妈妈要多竖着抱宝宝一会儿，不要着急把宝宝放到床上，不要摇晃宝宝，有助于减轻反流，降低吐奶概率。

适当补充温开水 宝宝吐奶 30 分钟后，妈妈要适当喂宝宝一些温开水，避免刺激胃部再次引起呕吐，同时也能帮宝宝补充流失的水分，让宝宝胃部更加舒适。

推拿调养

在人体中，有不少经络、穴位跟宝宝的肠胃密切相关，对它们进行推拿，可以更好地促进宝宝肠胃蠕动，尤其腹部按摩可通过神经系统促进胃泌素分泌，增加胃肠蠕动，改善消化吸收功能。

摩腹 在孩子两次吃奶之间，以孩子的肚脐为中心，四指并拢，沿着顺时针方向轻轻地按摩孩子的腹部，力度适中，幅度不宜太大，每次按摩 5~1 分钟，每隔 4~6 小时按摩 1 次，坚持到孩子吐奶现象减少后，可相应减少按摩次数，直至孩子痊愈。

揉板门穴 妈妈一只手固定宝宝手部，另一只手拇指端揉板门穴 50~100 次。有健脾和胃，消食化滞，运达上下之气等功效，使宝宝渐渐停止吐奶。

推胃经 妈妈一只手固定宝宝拇指，另一只手拇指指腹沿宝宝指尖向指根方向直推 100~500 次。有清脾胃湿热、和胃降逆的功效，可缓解宝宝吐奶现象。

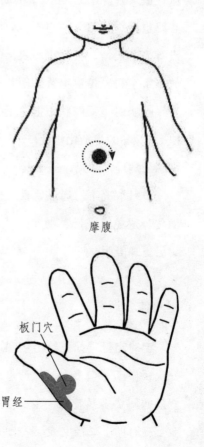

摩腹

板门穴

胃经

◎给宝宝拍嗝。无论生理性还是病理性吐奶，喝完奶后妈妈都要帮宝宝拍嗝，排出胃里的空气，这样胃里的压力得到缓解，自然能够减轻宝宝吐奶的情况。

◎不要让宝宝平躺着喝奶。宝宝的胃不像成年人那样向下垂，而是呈水平位的，很浅，躺着喝奶容易回流，造成吐奶。所以无论是妈妈给宝宝喂奶，还是宝宝自己抱着奶瓶喝奶，都要让宝宝的头部高过身体。喝完奶之后也要调高宝宝的上半身，让喝的奶充分流到胃里。

◎选择合适的奶嘴。宝宝用奶瓶喝奶时，如果奶嘴孔过小，宝宝在吸吮时会将空气也吸进去，造成吐奶，如果奶嘴孔过大，孩子吸吮时容易被呛着，引发咳嗽、吐奶。因此，在选择奶嘴时，妈妈要考虑奶嘴孔的大小是不是真的适合自家宝宝。

◎考虑配方奶因素。配方奶的温度、浓度过于稀释，或者奶粉品牌更换频繁，都容易影响宝宝的食欲，造成吐奶。所以妈妈冲奶粉时要注意宝宝对配方奶的适应性。

频繁打嗝，喝热橘皮水揉揉小肚子

从现代医学的角度来看，宝宝不停打嗝是因为膈肌痉挛，横膈膜连续收缩引起的。膈肌属于宝宝的呼吸肌，是受自主神经支配的。宝宝出生后1~2个月，由于调节横膈膜的自主神经发育不完善，所以当宝宝受到轻微的刺激时，膈肌就会突然收缩，引起快速吸气，造成打嗝。这在小宝宝身上是很常见的现象。而且打嗝对宝宝的健康没有什么不良影响，随着支配横膈膜的神经发育趋于完善，打嗝的现象自然就会好转。

一般情况下，宝宝在吃奶的时候哭闹或者吃得太急，以致吞入大量的空气，造成的胀气现象；肚子受寒；宝宝对母乳或者配方奶粉不耐受，或是吃了冷的奶水，导致气滞不行；胃食道反流或对药物的不良反应；消化不良等都容易诱发打嗝。通过安抚宝宝、轻拍宝宝的背部或者饮食、推拿等方式都可以使宝宝打嗝现象得到有效治疗。不过，当宝宝频繁打嗝的时候，妈妈们就要注意了，需要带宝宝去医院检查，看是否是因为疾病引发的打嗝。

饮食调养

如果宝宝打嗝时没有异味，妈妈帮着宝宝轻拍背部、揉揉小肚子一般就可以解决。如果宝宝打嗝时妈妈可以闻到酸腐异味，说明宝宝消化不好。可以通过给宝宝吃一些消食健胃的食物来帮助调理宝宝打嗝现象，比如南瓜、洋葱、番茄、橘皮、酸奶、山楂等。

热橘皮水 橘皮 1 小块。橘皮洗净，切丝，放入杯中，加沸水冲泡，晾至温热饮用即可。有舒畅气机、化胃浊、理脾气等功效，气机通畅了，宝宝打嗝自然会停止，适用于 6 个月以上宝宝。

山楂水 鲜山楂 1 个。鲜山楂洗净，切碎，放入杯中，加沸水冲泡，晾至温热饮用即可。有消食、健胃、通气的功效，对于消化不良引起的打嗝有效，适用于 7 个月以上宝宝。如果是 2 岁及以上的宝宝，可以多用点山楂给宝宝煮水喝，效果会更好。

山药粥 干怀山药片 10 克，粳米 30 克。干怀山药片研碎；粳米淘洗干净，放入清水中浸泡 1 小时。锅中倒入适量水，放入粳米大火煮沸，加干怀山药，转小火熬煮成粥即可。有培补元气、调养肠胃的功效，可以防治宝宝打嗝，适用于 4 个月以上宝宝。

推拿调养

小儿推拿通过对特定的穴位，施以手法操作，改善胃肠道血液循环，能调节胃肠功能，进而对宝宝打嗝起到调理作用。

掐揉内关穴 妈妈先用拇指尖掐按一下，再用指腹揉按 3~5 分钟即可。有理气止痛的功效，可以缓解宝宝的打嗝症状。该穴在操作时可能会有点痛，所以妈妈所用的力度应由轻到重，总体力度控制在宝宝所承受的范围内为宜。

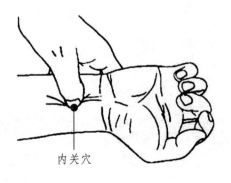

内关穴

按揉攒竹穴 妈妈让宝宝仰卧在床上，食指、中指并拢，用二指指腹按揉该处 3~5 分钟。攒竹穴是止嗝的经验效穴，活气血、止呃逆的效果非常好。

摩腹 妈妈掌心相对搓热，轻轻放在宝宝的肚脐处，以此为中心，按顺时针方向摩揉 3 分钟左右，以宝宝腹部发热为宜。有理气止嗝、促进消化、润肠通便的功效。

刺激足底 宝宝的足底比较敏感，当宝宝打嗝时，妈妈用手轻轻拍打，或弹一弹、捏一捏宝宝的足底，便会对宝宝造成一定的刺激，无论是

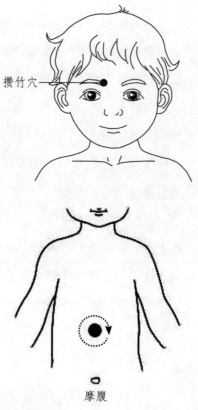

攒竹穴

摩腹

挣扎、啼哭还是笑了，都能终止膈肌收缩，消除打嗝。这是很多妈妈总结出来的经验，宝宝打嗝时没有尝试过的妈妈可以试一下。

 宝宝健康加油站

◎注意喂奶事宜。在宝宝哭闹、大笑等情绪激动时不宜喂奶，容易让宝宝吃进空气，喂奶时注意宝宝的姿势，头要比身子高；如果母乳充足，在喂养时避免乳汁流得过快；人工喂奶也要避免奶液急、冰、烫，奶瓶倾斜 45°，可以让气泡跑到奶瓶底端，避免宝宝吃进气泡；注意奶嘴孔不能过大，奶液要先灌满奶嘴，挤

走空气再进入宝宝嘴里；在吸吮时要注意让少吞慢咽等，都有利于防止宝宝出现频繁打嗝的情况。

◎拍背排气。宝宝每次吃完奶之后，妈妈要竖着抱起宝宝轻轻地拍打其后背，直到打出嗝以后再放下，这样宝宝的肠胃会比较舒服，避免再次打嗝、吐奶的情况出现。

◎安抚情绪。无论哪个年龄段的宝宝，在进食时都要注意安抚情绪，在其心情平和的情况下进食，这样才能避免出现打嗝的情况。当宝宝因为情绪紧张而打嗝时，妈妈可以用指尖在宝宝唇边或耳边轻轻地挠痒，有利于帮助宝宝放松神经，停止打嗝。

不停流口水，调补脾胃是关键

流口水，也被称流涎，一般发生在 6 个月至 3 岁的宝宝身上，大部分是正常现象。新生婴儿由于唾液腺不发达，分泌的唾液反而较少。当宝宝 4~5 个月时，饮食中开始补充富含淀粉的食物，唾液腺受到这些食物刺激后，唾液分泌才开始明显增加。等到 6 个月宝宝开始长牙的时候，会引起牙龈组织轻度肿胀不适，刺激牙龈上的神经，导致唾液腺反射性地分泌增加，加之宝宝口腔小而浅，吞咽反射功能还不健全，不会调节口腔内过多的液体，便会出现流口水的现象。等到宝宝 2 岁以后，便能逐渐有效地控制吞咽动作，减少或者不再流口水。

中医学认为，如果宝宝流口水过多，则考虑脾虚的原因。脾胃失调所致的流涎，可以分为寒、热两种情况。脾胃虚寒的宝宝流出的口水清稀，伴随口角糜烂但局部灰白不红、腹部胀满、食欲不振、四肢不温、大便溏薄等症状；脾胃湿热的宝宝流出的口水黏稠，伴随口角潮红糜烂、口气臭秽、小便短赤等症状。通过食疗、按摩的方法补脾益气，并且平衡寒热可以取得良好的效果。

饮食调养

对于脾虚导致的流涎，妈妈在宝宝的日常饮食中可以为其增加健脾益气、醒脾开胃的食物，比如薏米、栗子、山药、扁豆、莲藕、葡萄、红枣、胡萝卜、香菇等。如果属于脾胃虚寒导致的流涎，在此基础上适当增加健脾补气、温暖肠胃、祛寒的食物，比如籼米、羊肉、鸡肉、鲢鱼、草鱼、荔枝、韭菜、红糖等。如果属于脾胃湿热导致的流涎，则适当增加清热利湿的食物，比如豆腐、菠菜、茄子、莴苣、冬瓜、芹菜、黄瓜、香蕉、梨、桃子、猕猴桃、荸荠等。

八宝粥　莲子、芡实、薏米、干山药片、桂圆肉、红枣肉、白扁豆各5克，粳米50克。所有材料洗净，放入锅中，加水大火煮沸，转小火煮至黏稠熟烂即可。有健脾强身、益气养血等功效，适用于6个月以上脾虚的宝宝。

荔枝红糖　荔枝3个，红糖5克。荔枝去壳、核，果肉切碎，放入红糖搅拌均匀，上锅蒸20分钟即可。有温补脾胃的功效，适用于1岁以上宝宝。

蒸荸荠　荸荠100克。荸荠洗净，去蒂，上锅隔水蒸熟。按宝宝食用取量，去皮碾压成泥给宝宝食用。有调养脾胃、清热利湿的功效，适用于5个月以上宝宝。

推拿调养

在人体中，有不少经络、穴位与宝宝的脾胃密切相关，对它们进行推拿，促使身体营卫调和，气血流畅，宝宝的脾胃功能自然能恢复正常，增强水液的控制能力，进而缓解流口水的症状。

补脾经　妈妈一只手固定宝宝拇指，另一只手以拇指指腹旋推宝宝拇指螺纹面；或将小儿拇指屈曲，以拇指端循小儿拇指桡侧缘由指尖向指根方向直推100~300次。有健脾胃的功效，能缓解宝宝流口水的现象。

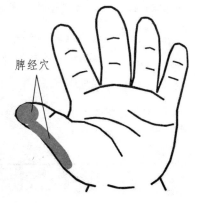

脾经穴

推四横纹 妈妈一只手将宝宝四指并拢，另一只手拇指指腹从宝宝食指横纹处推向小指横纹处，推100~300次。有和血补气、调摄水液的功效。

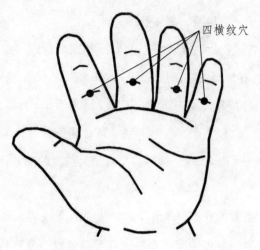

四横纹穴

 宝宝健康加油站

◎勤擦勤洗。无论宝宝是生理性还是病理性流口水，都应该勤擦勤洗，每天至少用清水清洗宝宝口腔周围皮肤2遍，并用柔软的纸巾或棉布轻轻擦干，让宝宝的口周、面部、颈部保持干爽，以免宝宝患上湿疹。除此之外，也可以给宝宝戴上纯棉的围兜，并且经常换洗，保持围兜的清洁和干燥。

◎注意皮肤护理。如果宝宝因为口水刺激，口周、颈部皮肤等出现湿疹、皮肤炎症，建议家长及时咨询医生，必要时涂抹宝宝可以使用的药膏，帮助宝宝缓解不适症状。

夜间盗汗，补钙捏脊双管齐下

宝宝代谢旺盛，活泼好动，出汗量往往比成年人要多，这属于正常的生理现象。但是有的宝宝会出现夜间盗汗的情况，即盗汗发生在宝宝安静睡着的状态下，睡时汗出，醒则汗止，并且常伴随手脚心热、舌红少苔等症状，这就要考虑病理状态了。

临床总结表明，需要调理的夜间盗汗主要分为低钙盗汗和结核病导致的盗汗两种。前者表现为宝宝入睡后全身出汗，以上半夜为主，醒来汗止，并且伴随不易入睡、睡后易惊醒，抽筋，牙齿、头发稀疏，容易感冒等症状，妈妈可以通过食疗、推拿方法帮助宝宝缓解症状。后者表现为宝宝整夜出汗，并且伴随低热、消瘦、食欲不振、情绪发生改变等症状，需要及时去医院检查治疗。

饮食调养

如果妈妈们遇到宝宝因缺钙而引起的盗汗，应注意增加宝宝们含钙食物的摄入量。比如鱼、虾皮、虾米、海带、紫菜等海产品，母乳、配方奶、酸奶、牛奶、奶酪等奶制品，菇类、胡萝卜、小白菜、小油菜等蔬菜，以及蛋类，豆类等。

怀山药鲫鱼汤　怀山药、鲫鱼肉各50克，枸杞子、桂圆肉各10克。怀山药去皮，洗净，切碎；鲫鱼肉洗净，放入沸水锅中煮熟，捞出切碎；枸杞子、桂圆肉洗净，切碎。锅中倒入适量水，放入所有材料煮至汤汁浓稠即可。有补钙益胃、调和五脏、潜阳止汗等功效，有效防治夜间盗汗，适用于 4 个月以上宝宝。

酸奶土豆糊 土豆半个，酸奶适量。土豆去皮，洗净，切成小块，放入锅中隔水蒸熟，取出碾压成泥，放入碗中，晾至温热时倒入酸奶，调成糊状即可。有补钙、益气强身等功效，不仅可以防治夜间盗汗，还能缓解宝宝长期盗汗引发的湿疹、头发脱落等症状，适用于 6 个月以上宝宝。

木耳大枣汤 木耳、大枣各 15 克，冰糖 1 粒。木耳放入温水中泡发，去蒂，洗净，切碎；大枣洗净，去核，放入锅中隔水蒸熟，碾成泥。锅中倒入适量水，放入木耳、冰糖大火煮沸，加大枣，转小火煮至汤汁浓稠，每日 1 次，连服 5 天。有滋阴、养心、安神等功效，经常服用有助于缓解宝宝的盗汗症状，适用于 1 岁以上的孩子。

推拿调养

通过小儿推拿防治宝宝夜间盗汗，妈妈可以从有滋阴养阳、收敛元气、固汗止表的经络、穴位出发，经常推拿可以有效防治夜间盗汗。

捏脊 让宝宝趴在床上，夏日可脱去上衣，露出背部，沿其脊椎两旁二指处，用两手拇指、食指和中指从尾骶骨开始，将皮肤轻轻捏起，慢慢地向前捏拿，一直捏到颈部大椎穴，由下而上连续捏五六次为一组，

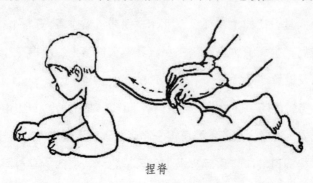

捏脊

捏第三次时，每捏三下将皮肤向上方提起一次。此法最好坚持每日早晚各做一组。有滋阴养阳、通理经络、促进气血运行、改善脏腑功能等功效，可以有效防治夜间盗汗的相关症状。

按揉肾顶穴 妈妈以拇指端按揉宝宝肾顶穴200~500次。有温养下元、固汗止表、补肾壮骨等功效，对消除宝宝虚汗、盗汗有效。

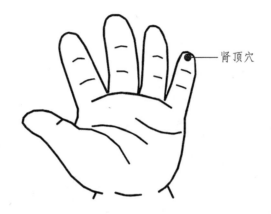

肾顶穴

 宝宝健康加油站

◎调理体质。脾胃是体质的核心，脾胃出现问题，宝宝便容易盗汗。所以当宝宝出现盗汗时，妈妈在帮助宝宝调理的时候不要忽视了强健脾胃。只有脾胃好了，宝宝的体质才能好，盗汗自然也能有所缓解。

◎及时补水。夜间盗汗过多容易造成宝宝口舌干燥，如果不能及时补充水分容易导致宝宝上火，所以妈妈要适当多给宝宝补充温开水，保证体内水分充足。

◎保持皮肤干爽。宝宝盗汗后，妈妈要用柔软的棉布帮助宝宝擦干身体，及时更换衣服，并使用适合宝宝的痱子粉、护肤品等，保持宝宝皮肤干爽。

受惊啼哭，安神汤加轻拍背

对于新手妈妈来说，最头疼的莫过于宝宝啼哭不止。但是因为宝宝心智尚未发育完全，很容易因为过饥、过饱，尿布湿了，被褥太厚，做噩梦等因素而啼哭。如果是这些原因导致的啼哭，妈妈们及时解决、安抚宝宝，便能让宝宝止住哭泣。不过如果是受惊或者患上某种疾病导致的哭泣，便需要更为专业的处理方法。

如果宝宝在睡眠中突然剧烈啼哭，大多是由于疼痛引起的，比如肠绞痛；反复夜间啼哭并伴有多汗的现象，考虑佝偻病；夜间啼哭伴有发热，喉中有痰响等症状，多为呼吸道疾病；啼哭伴有呕吐，可能是胃肠道疾病，妈妈们要仔细观察判断具体情况，带宝宝去医院检查治疗。

中医学认为，喜、怒、忧、思、悲、恐、惊 7 种情志与内脏有着密切的关系，加之宝宝"肝常有余，脾常不足，肾常虚"的情况，很容易受惊而哭，妈妈需要在安抚宝宝的同时，给宝宝疏风定惊、调养五脏，增强安神效果。本节以调理宝宝受惊啼哭的问题为主要内容。

饮食调养

宝宝受到惊吓后，对于再次突然出现的声响、体位的改变会表现得非常"敏感"或"激动"，出现持续哭闹、入睡困难、夜啼、睡眠中突然发生哭叫，并伴随手脚异常运动、不爱吃饭等症状。饮食调养主要以补心安神为主，可以适当增加小米、西米、牛奶、百合、红枣、猪心、莴苣、鹌鹑蛋、牡蛎、桂圆、桑葚、葡萄、核桃、莲子、芝麻、银耳、枸杞子等的摄入量。

安神汤　鲜百合 10 克，蛋黄 1 个。鲜百合洗净，上锅隔水蒸熟，碾压成泥，加入蛋黄碾碎，调入 200 毫升温开水搅拌均匀，倒入锅中小火煮沸，调入 50 毫升温开水，于睡前 1 小时让宝宝饮用。有清心、安神、镇静等功效，可以有效缓解宝宝因惊吓导致的啼哭、夜卧不安等，适用于 6 个月以上宝宝。

小米桂圆粥　小米 30 克，桂圆肉 10 克。小米淘洗干净；桂圆肉洗净，上锅隔水蒸熟，盛出碾压成泥。锅中倒入适量水大火煮沸，加小米再次煮沸后转小火，加桂圆熬煮至小米黏稠、熟烂即可。有宁心安神、健胃消食等功效，适用于 4 个月以上宝宝。

推拿调养

拍背部心俞穴　妈妈把宝宝抱在怀中，让宝宝的头部趴在自己肩头，一只手固定宝宝，另一只手手掌心轻拍宝宝背俞穴及周遭 30 次。有镇惊安神的功效。

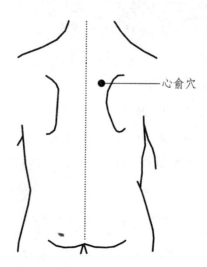

心俞穴

Part4　宝宝日常不适，食疗按摩精心护理

掐揉小天心　妈妈可以用一只手固定宝宝的手部，使其掌心朝上，用另一只手拇指指尖掐3~5次，或者用中指指端揉100~150次。有清热、镇惊安神、利尿、明目等效果。

提拉双耳　妈妈用食指、中指夹住宝宝两个耳尖，向上提拉20~30次，然后再夹住两个耳垂，向下牵拉20~30次，对于宝宝因受惊吓导致的啼哭有很好的调理作用。

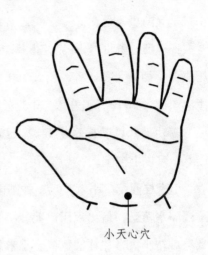

小天心穴

宝宝健康加油站

◎宝宝的卧室不宜过分安静。有些妈妈担心宝宝睡眠被打扰，在宝宝睡觉时不敢发出任何声响，以至于宝宝长期处于睡眠过分安静的环境中，认为这样利于宝宝睡眠，其实这样的做法是有些错误的。过分安静的睡眠环境，会造成宝宝睡觉时非常敏感，一有声响便容易被惊醒，所以宝宝睡着后，妈妈保证环境不喧闹即可，不必绝对安静。

◎避免宝宝受到惊吓。宝宝的神经系统比较脆弱，白天受了惊吓、被家长打骂过，或者是睡前看过一些兴奋、惊吓的视频等，都会导致宝宝晚上睡不安稳。对程度较轻的惊吓，妈妈只需要在宝宝惊醒时抱起来柔声安慰即可，通常1~2天会自愈。情况严重的话，可以去医院检查一下，吃一些小儿安神的中药，并在日常生活中通过本节所讲的方法进行辅助调理。

暑热来袭，适当给宝宝喝点菊花粥

炎炎夏季，暑热来袭，宝宝容易患上暑热症，也被称为小儿夏季热。患暑热症的宝宝体温一般在 38~40℃，天气越热，热度越高。这种热度不是因为细菌感染导致的发热，而是由于外界环境温度升高导致的体温上升。时间一般持续 1~3 个月，随着天气凉爽，热度也会退为正常状态。

暑热症多发生于 6 个月到 3 岁的宝宝，3 岁以后的宝宝极少患有此症。这是因为宝宝在 3 岁之前大脑的体温调节中枢尚未发育成熟，体温不能随着外界环境温度的升高而自行调节。加之汗腺功能不足，出汗少而不容易散热，所以才容易患暑热症。患暑热症的宝宝容易反复发病，在 3 岁以后，会随着身体内的体温调节系统逐渐成熟而不再发病。

临床上，暑热症除了长期发热之外，还伴随口渴多饮、多尿、少汗或汗闭等症状，通过饮食、推拿进行调理时，以清暑泄热、益气生津为基本原则。

饮食调养

夏季天气炎热，尽量少让宝宝吃油腻的食物，适当增加清热解暑的食物，比如黄瓜、冬瓜、西瓜、绿豆、番茄、干菊花等，这些食物均具有清热解暑的作用，能有效预防宝宝暑热症。同时还要注意饮食卫生，千万不要让宝宝吃隔夜的食物。

菊花粥　干菊花5克，大米50克，冰糖1粒。干菊花择洗干净，放入锅中加水煎取浓汁。大米淘洗干净，放入锅中，加菊花汁，酌情加水熬煮成粥，加冰糖继续煮至大米熟烂即可。每日1~2次，连续服用3~5天。有清热降暑、疏风散热等功效，可以防治暑热症，适用于6个月以上宝宝。

西瓜汁　西瓜1块，去皮、籽，切块，放入榨汁机中搅打成汁即可。每日分3次服。有生津止渴，解暑利水等功效，适用于4个月以上宝宝。

推拿调养

清天河水　妈妈一只手握住宝宝的手部，使其掌心朝上，另一只手食指、中指并拢，用双指指腹由手腕部向上推天河水300次。有清热解表、泻热除烦等功效，可以防治暑热症。

退六腑　妈妈一只手像握手一样固定宝宝的手部，另一只手四指并拢微弯，紧贴宝宝六腑，由手腕向上推300次。有凉血、退热、解毒等功效，可以有效缓解暑热症导致的高热不退。

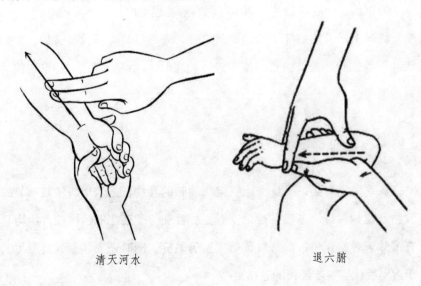

清天河水　　　　　　　　　　退六腑

◎注意居室防暑。夏季要经常开窗通风，保持室内空气凉爽清新，尽量控制室内温度在25~26℃，避免室内温度过高或过低，同时也要注意室内湿度的调节，湿度尽量控制在45~70%RH（相对湿度）。同时夏季太阳当空、温度炎热时少带孩子外出，最好早上、傍晚相对没有那么热的时候出门。

◎身着宽松柔软的衣服。尽量保持宝宝皮肤清洁，常给宝宝洗手、洗澡，同时也要勤给宝宝换洗衣物，尽量选择吸水性好、透气性好、宽松柔软的衣服。除此之外，要及时擦干宝宝身上的汗液，以免引发热伤风、湿疹等。

◎必要时需去医院。如果宝宝发热3~4天，在使用本节方法无法见效，仍然持续高热，并出现惊跳、烦躁不安等症状时，妈妈一定要带宝宝去医院就医。在医生的治疗下，本节方法作为辅助疗法促进痊愈即可。

遗尿症，耳穴压豆法可缓解

一般情况下，宝宝在 2~3 岁时已经能控制排尿，不会出现或者很少会出现尿床的情况。但是也有一些宝宝，到了 5 岁时依然会在睡眠中不自主排尿，且每周 2 次以上，连续时间超过 3 个月，则考虑宝宝患了遗尿症。

遗尿症大多是功能性的，与宝宝白天的疲劳程度、家庭环境、对新环境的适应性有关。研究表明，长期遗尿容易对宝宝的心理发展造成不良影响，所以妈妈要重视起来，在宝宝超过 3 岁仍然频繁尿床时，便要及时带宝宝检查了，看是否存在健康隐患。比如下尿路梗阻、膀胱炎、神经源性膀胱障碍等疾患引发的遗尿。由此引发的遗尿不仅会有夜间尿床的症状，往往还伴随尿频、尿急或排尿困难、尿流细等症状。

中医学认为，遗尿主要是膀胱失约所致，与下元虚寒、肺脾气虚、心肾不交、肝经湿热等有密切关系，通过饮食、推拿来疏肝清热、温补肾阳、固涩止遗可以取得很好的防治效果。

饮食调养

宝宝有遗尿症状时，妈妈在日常饮食中要适当增加温补肾阳、固涩止遗和清补类的食物，比如鸡蛋、银耳、莲子、芝麻、桂圆、枇杷、山竹、香蕉、香瓜、草莓、苹果、豆芽、豌豆苗、南瓜、红薯、白萝卜、菠菜、韭菜、山药、豆类、黄鳝、虾、鸡肉等。少让或不让宝宝吃生冷难以消化的食物，同时晚餐以相对较干的饭、糊等为宜，不宜多喝水、喝汤等。

山药鸡茸粥　山药、鸡胸脯肉、粳米各50克，香葱、香油、盐各适量。山药去皮，洗净，切丁；鸡胸脯肉洗净，剁成茸；粳米淘洗干净，放入水中浸泡1小时；香葱切末。锅中倒入适量水，放入粳米大火煮沸，转中火煮至七成熟，加山药继续煮至八成熟，加鸡茸煮至熟，加葱末、盐煮至粥熟烂，滴几滴香油调味即可。有健脾益胃、温补肾阳、固涩止遗等功效，可以防治小儿遗尿。适用于3岁以上还遗尿的宝宝。

生菜土豆泥　土豆1个，鸡蛋2个，肉松、生菜、盐、淡奶油各适量。土豆去皮，洗净，切块，放入碗中，加淡奶油，上锅隔水蒸熟；鸡蛋放入锅中煮熟，捞出去壳，蛋白、蛋黄分开，蛋白切丁，蛋黄放入蒸好的土豆中碾压成泥，加蛋白、盐搅拌均匀；生菜叶一片片掰好，洗净，控干水分。把土豆泥捏成适合宝宝入口的粗条，用生菜叶包好，放入沸水锅中隔水蒸30秒，取出切块，让宝宝蘸取肉松食用即可。有调肝益胃、清热利湿等功效，可缓解宝宝遗尿症状。适用于3岁以上还遗尿的宝宝。

推拿调养

耳穴压豆　按照图中标示部位，取耳穴肾、膀胱、内分泌、脑点等耳部反射区。妈妈先在选用的穴区寻找压痛明显的反应点，用75%乙醇常规消毒皮肤，然后用胶布将王不留籽固定在压痛点上。再每次选用2个穴位搭配贴好王不留

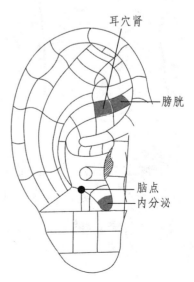

耳穴肾
膀胱
脑点
内分泌

行籽，以宝宝不痛，有酸胀感为度。每日给宝宝按压 3~4 次，每次按压 100~300 下，3~5 天更换 1 次，两耳同时进行，5 次为一个疗程，更换的时候再选择没有用到的 2 个穴位搭配使用即可。总体以压痛点不变，穴位交替使用为原则。有调和五脏、补益先天不足、调节贮藏、排泄尿液功能等功效。一般 2~5 个疗程见效或治愈。

摩丹田　让宝宝仰卧在床上，妈妈搓热手掌，摩丹田 2~3 分钟。有培肾固本、温补下元、分清别浊等功效，可以辅助治疗小儿遗尿。

补肾经　妈妈一只手固定住宝宝手部，用另一只手的拇指指腹旋推宝宝肾经穴 100~500 次。有补肾益脑、温养下元等功效，可以有效缓解下元虚寒引发的遗尿。

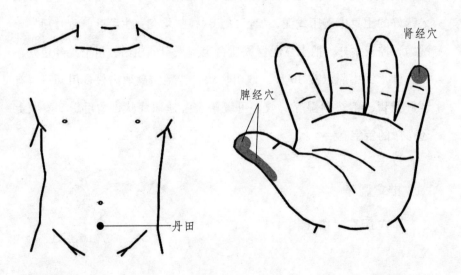

丹田

脾经穴

肾经穴

补脾经　妈妈一只手固定住宝宝的手部，用另一只手的拇指指腹顺时针旋推宝宝的脾经穴 3~5 分钟。有健脾胃、补气血等功效，可以有效缓解肺脾气虚造成的遗尿。

◎睡前少饮水，避免太兴奋。对于有遗尿症的宝宝来说，妈妈要注意晚饭尽量不要让宝宝吃流质食物，晚上睡觉之前的2~3小时之内尽量少给宝宝喝水，尤其是利尿的西瓜汁、梨汁（包括没有榨成汁的西瓜和梨）和牛奶等，上床之前让宝宝把尿排干净，减少膀胱的储尿量。同时，睡前不要过于引逗宝宝，让宝宝看惊险、刺激的电视节目，以免宝宝兴奋，睡着易尿床。

◎训练宝宝的膀胱功能。宝宝在婴幼儿时期尿床是常事，妈妈不必过于担心，到了1~1岁半时，当看到孩子尿床或尿裤子后，妈妈要有意识地告诉宝宝说"宝宝尿尿了"，给宝宝建立起尿尿的概念；1岁半以后，妈妈要开始训练宝宝上厕所，如果发现宝宝玩耍时突然不动了，走路姿势突然变了，或者莫名其妙地哭了，可能是有尿意或者已经尿了，前者妈妈要带宝宝去洗手间，指着便盆问宝宝："宝宝，你是不是想尿尿呀？"宝宝点头的话，则教其怎么脱下裤子自己尿尿，宝宝完成后要夸奖宝宝。后者妈妈要安抚宝宝的情绪，以消除宝宝怕羞、紧张的情绪，维护宝宝的自尊心，并且带宝宝去洗手间处理，按照前面的方法再教宝宝；等宝宝再大一些，如果还有遗尿的现象，白天的时候妈妈可以训练宝宝的膀胱功能，尽量延长宝宝两次排尿的间隔时间，循序渐进地让膀胱的容量增大（大多是从300毫升增加到350毫升），进而增加尿量储备。之后要帮助宝宝建立条件反射。首先，妈妈要掌握宝宝的常见遗尿时间，在可能出现遗尿前30分钟，让宝宝去排尿，晚上也是如此，要叫醒宝宝，且尽量让宝宝保持清醒，去洗手间把尿排干净。这样坚持一段时间，宝宝会形成去洗手间排便的条件反射，降低尿床或尿裤子的概率。

感冒，注意饮食善用推拿见效快

感冒可以说是生活中最常见的疾病，宝宝如果免疫力比较弱的话，患感冒的概率会更大。感冒俗称为伤风，西医学称之为急性上呼吸道感染，简称上感，是指各种病原体侵犯上呼吸道的急性感染，包括急性鼻咽炎、急性咽炎、急性扁桃体炎。一年四季均有可能发生感冒，特别是气候骤变及冬春季节发病率较高。

虽然都是感冒，但是孩子感冒的症状不尽相同，有的宝宝感冒后发烧、怕冷，有的宝宝嗓子疼，有的宝宝咳嗽……这是为什么？之所以有这些不同，主要是因为宝宝的感冒常常有风寒、风热、暑湿3种不同类型，这3种类型是妈妈帮助孩子防治感冒的"指向标"。

饮食调养

宝宝患感冒后，饮食应以少油、少辣、少糖的清淡饮食为宜。而且要多吃富含维生素C的蔬菜、水果，可以帮助宝宝消化，防治感冒。除此之外，风寒感冒的宝宝要适当增加洋葱、大蒜、生姜、葱白、南瓜等祛风散寒的食物，少吃或不吃西瓜、梨、豆腐、绿豆芽、白萝卜等性质寒凉的食物。风热感冒的宝宝要适当增加菊花、白菜、白萝卜、梨、橙子等辛凉清淡食品的摄入量，减少醋、酸菜、葡萄、李子、柠檬、山楂等酸、涩食物的摄入量，以免因为酸性收敛导致宝宝体内的热无法排出，影响恢复。暑湿感冒在风热感冒饮食的基础上，要适当增加糙米、红豆、胡萝卜、红薯、绿豆、薏苡仁、芦笋、西瓜等利湿的食物。

桂圆红枣姜茶 桂圆5颗，红枣3枚，姜2片，红糖适量。桂圆、红枣、姜、红糖放入锅中，加适量水，大火煮沸后转小火煮15~20分钟，晾至温热后给宝宝服用。有温中补气、祛风散寒的功效，可以防治以发烧、头疼、怕冷、鼻塞、流清鼻涕、咳嗽无痰或吐白色的泡沫痰、舌苔白、不出汗、大便溏薄、腹泻等为主要表现的风寒感冒，而且口感更容易被孩子接受，适用于4个月以上宝宝。如果宝宝服用后出汗，建议妈妈给宝宝裹着被子休息一会儿，待汗出尽后让宝宝喝一杯温开水，并洗个热水澡，擦干换上干净的衣服。

竹蔗荸荠水 竹蔗、荸荠各100克。竹蔗洗净，切段；荸荠去皮，洗净，切块。锅中倒入适量水，放入竹蔗、荸荠大火煮沸，转小火煮15分钟，关火，晾至温热，代替白开水喂给宝宝饮用即可。有清凉润肺、滋阴清热的功效，可以缓解以发烧、头疼、鼻塞，流黏稠的黄脓鼻涕、咳嗽痰多、咽喉肿痛、口唇通红、舌苔黄而干、口气重、小便赤黄、大便干燥等为主要症状的风热感冒，适用于4个月以上宝宝。

冰糖西瓜翠衣 西瓜翠衣50克，橘子半个，樱桃5颗，泡发木耳2朵，冰糖适量。泡发木耳去蒂，洗净，撕成小朵；西瓜翠衣洗净，切段；橘子掰瓣，切两半；樱桃洗净，去蒂，去核；冰糖碾碎。木耳放入碗中，加冰糖碎搅拌均匀，放入蒸笼蒸5分钟，取出冷却，加入西瓜翠衣、橘子、樱桃搅拌均匀，放入冰箱中稍微冰镇一下即可。有消暑利湿、润肺止咳等功效，可以缓解以头晕、头痛、鼻塞、流黄脓鼻涕、呕吐、食欲不振、腹泻、舌苔黄腻等为主要症状的暑湿感冒，适用于1岁以上宝宝。

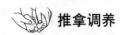

重推三关穴＋揉外劳宫穴 妈妈一只手握住宝宝的胳膊，另一只手的食指、中指并拢，用指腹重推 100 次，然后用食指或者中指指腹轻柔（以稍有力度，可以带动皮下组织为宜）、缓和地环转按揉外劳宫穴 100~500 次。两穴合用，可以起到温阳散寒、升阳举陷、发汗解表的功效，适用于风寒感冒。

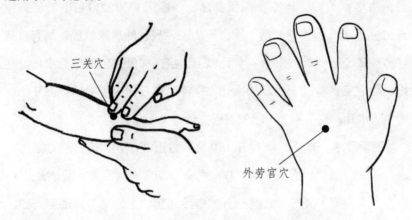

清肺经＋推天河水 妈妈用一只手固定好宝宝的手腕，用另外一只手的拇指指端从指根推向指尖 100~500 次，然后一只手握住孩子的手部，另一只手食、中二指并拢，用二指指腹沿着天河水，自腕横纹向肘横纹推 100 次。有清热化痰、凉血解毒等功效，适用于风热感冒。

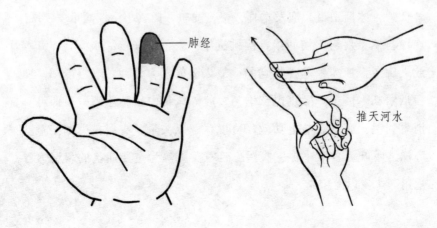

推天门＋推坎宫 妈妈用双手拇指按在宝宝眉毛中间的天门穴处，其他手指固定宝宝头部，拇指交替向上推至发际线至眉心50~100次。然后用双手拇指从孩子眉心处向左右两边分推50~100次。有疏风解表、活血通络、开窍醒脑、镇静安神等功效，适用于暑湿感冒。

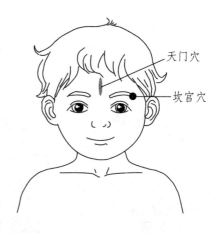

天门穴

坎宫穴

 宝宝健康加油站

◎不要乱用抗生素。70%以上的感冒均是由于病毒感染引发的，而抗生素对于治疗病毒感染是没有效果的，因此在没有明确伴有细菌感染之前，最好不要随便给宝宝服用抗生素类药物。此外，滥用抗生素不但对治疗病毒性感冒无效，还有可能会导致菌群失调、引发细菌耐药性等，对宝宝的健康造成极大的危害。

◎缓解宝宝上火。宝宝很容易上火，也就是体内有热，中医学中有"内无热，外无感"的说法，所以妈妈平时要多给宝宝补充水分，并增加新鲜水果、蔬菜的摄入量，少给宝宝食用油腻、生冷的食物，尽量避免宝宝上火。

◎做好日常防护。平时妈妈要带宝宝加强体育锻炼，尽可能地多做户外运动，多晒太阳，增强体质；根据气候变化增减衣物，尤其是气温骤变时更应重视；在冬、春季节感冒流行时尽量少带宝宝到公共场所活动，避免与上呼吸道感染患者接触；保持室内空气流通，在流感期间可以用食醋熏蒸房间进行空气消毒。

头痛，按揉列缺穴可缓解

头痛是指头部的痛觉感受器受到物理因素和生物因素的刺激引起的一种症状。很多妈妈认为宝宝无忧无虑，不应该是出现头痛问题的年龄，其实据临床估计，每 10 个儿童就有 1 人饱受头痛折磨，儿童头痛已经成为世界各国的一个公共卫生问题，妈妈们应予以重视。

日常生活中，引发宝宝头痛的原因有很多，房间闷热、烦恼、忧虑、发烧、疾病、紧张等都有可能引起头痛。当妈妈们无法判断宝宝属于哪种头痛时，要及时带宝宝去医院检查治疗，以免耽误病情。如果检查不属于脑膜炎、鼻窦炎、近视、中耳炎、牙痛、高血压、低血糖等疾病导致的头痛，那么妈妈们可以放心，在专业医生治疗的基础上，通过饮食调理和小儿推拿可以帮助宝宝快速缓解头痛。

饮食调养

头痛的宝宝饮食宜清淡、易消化，忌食生冷、坚硬、辛辣、刺激性食物，保证糖类的摄入，避免低血糖的发生。适当增加富含 B 族维生素和维生素 C 食物的摄入量，比如动物肝脏、奶类、蛋类、豆类、麦芽、绿叶蔬菜、水果等，对于维护神经系统和缓解压力有积极作用。

猪肝面 猪肝 50 克，面条 20 克，胡萝卜、菠菜各 10 克，姜片、酱油、料酒、淀粉、盐各适量。猪肝放入清水中泡出血水，捞出洗净，切丝，放入碗中，加姜片、酱油、料酒、淀粉搅拌均匀，腌制 15 分钟，放入沸水锅中焯熟，盛出控水；胡萝卜洗净，切丝；菠菜择洗干净，放入沸水中焯熟，捞出切碎。锅中倒入适量水大火煮沸，放入面条，不停地搅拌至不会粘在一起，放入胡萝卜丝煮至胡萝卜丝软烂，加猪肝继续煮 3 分钟，加菠菜末、盐、香油搅拌均匀即可。适用于 12 个月以上宝宝。

姜糖水　生姜 3 片，红糖 15 克。锅中倒入适量水，放入生姜煮沸，加红糖煮至红糖溶化，趁温热不烫口时给宝宝服用。每日 3 次，每次 100 毫升，有疏风散寒、调理气血等功效，可以防治风、寒、湿邪入侵导致的头痛，适用于 9 个月以上宝宝。

推拿调养

按揉列缺穴 + 掐揉合谷穴　妈妈一只手固定宝宝手部，使其掌背朝上，用拇指指腹按揉列缺穴 1 分钟。然后用拇指端掐揉合谷穴 20 次。有宣肺散邪、醒脑开窍、清热止痛等功效，可以缓解头痛症状。

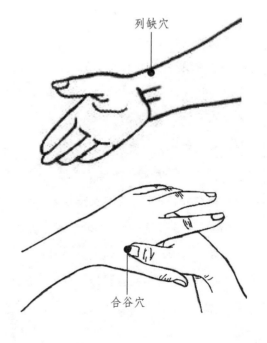

列缺穴

合谷穴

按揉印堂穴＋太阳穴＋风池穴　妈妈用拇指端按揉印堂穴20~30次，然后用中指端按揉太阳穴30~50次，最后用拇指指腹按揉风池穴30~50次，有祛风通窍、明目醒神、清热止痛等功效，有效缓解头痛症状。

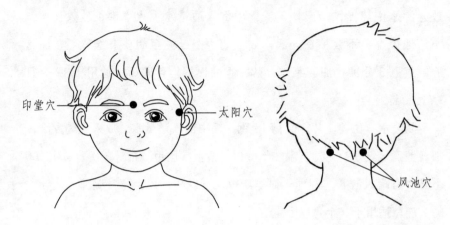

印堂穴　　太阳穴　　风池穴

宝宝健康加油站

◎精心护理不放松。在进行以上推拿之前，妈妈可以给宝宝洗一个热水澡，帮助宝宝身心放松之后再推拿效果更好。推拿完成后，最好让宝宝在一个比较安静，有些黑暗的房间里面休息15~30分钟，醒来后头痛一般能消除。除此之外，也可以尝试用湿热的毛巾来热敷额头和枕部，效果也不错。

◎该送医时别耽搁。宝宝的头痛一般是良性的，没有什么太大的问题。但是如果宝宝头痛是第一次发作，还伴随高烧、呕吐、颈部发硬、畏光等症状，家长一定要重视，及时带宝宝去医院就诊，以免耽误病情。

◎养成规律的生活节奏。规律的作息时间和饮食，适度运动，劳逸结合，及时帮助宝宝疏解压力等，都可以增强宝宝体质，防治头痛。

流鼻血，食疗推拿来解决

流鼻血是鼻衄、鼻出血的俗称，是宝宝的常见症状之一。在炎热的夏天和干燥的冬季，宝宝鼻出血的现象更多，让妈妈担心不已。通常情况下，宝宝鼻出血的原因主要有4个。第一个是生理特质所致，宝宝鼻黏膜脆弱，在天气干燥的情况下，需要更多的血液流经鼻腔以提高温度与湿度，容易造成鼻黏膜充血而导致出血；第二个是外伤所致，宝宝活动力旺盛，跑跳之间容易磕碰、玩耍时将异物塞入鼻腔等都致使脆弱的鼻子出血；第三个是手抠鼻子，2~5岁的宝宝喜欢用手抠鼻子，容易造成血管破裂出血，如果患有过敏性鼻炎，宝宝会因为流鼻涕、鼻痒而时常抠鼻，同样也容易引起鼻出血；第四个是全身性疾病，比如耳、鼻、喉等五官科疾病，白血病、血友病等血液疾病，出血热、麻疹等急性发热性疾病，维生素C、维生素K等维生素缺乏病等，都容易导致宝宝流鼻血。

如果宝宝偶尔流鼻血，并且妈妈能找到明确的原因，比如上火、维生素缺乏、宝宝不小心磕碰等偶然因素，妈妈则不用太过担心，一般这样的流鼻血可以很快止住，妈妈要做的是安抚宝宝的情绪，让宝宝镇定下来，避免鼻血逆流进口部，影响宝宝呼吸就行。同时可以通过调整饮食、小儿推拿等帮助宝宝防治鼻出血。如果宝宝流鼻血妈妈找不到原因，而且宝宝反复流鼻血，那么妈妈要尽快带宝宝去医院，交给专业的医生进行检查和治疗。

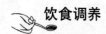

饮食调养

饮食调理对于上火导致的流鼻血效果十分显著。妈妈可以在日常饮食中适当增加梨、苹果、葡萄等清热解毒、生津润燥食物的摄入量，同时增加大枣、黑芝麻、桑葚、莲藕、菠菜、乌鸡、动物肝脏等补血食物的摄入量，做到降火的同时调补气血，全面促进宝宝健康。

蜂蜜莲藕汁　鲜藕 1 块，蜂蜜适量。鲜藕洗净，切块，放入榨汁机中榨汁 100 毫升，加入蜂蜜调匀即可。每日 1 次，有滋阴、润肺、清热等功效，可以防治肺热导致的鼻出血，适用于 1 岁以上宝宝。

绿豆粥　绿豆、粳米各 30 克。绿豆、粳米淘洗干净，放入锅中，加足量水，大火煮沸，转小火煮至绿豆、粳米熟烂，喝汤为主。有清热利湿、养胃去火等功效，可以防治胃热导致的鼻出血，适用于 6 个月以上宝宝。

川贝母炖梨水　川贝母 5 克，梨 1 个，冰糖 1 粒。川贝母研为细末；梨洗净，去蒂、核，切块。锅中倒入适量水，放入川贝母大火煮沸，加梨、冰糖，转小火炖至梨软烂。有清肝泻火的功效，可以防治肝火导致的鼻出血，适用于 6 个月以上宝宝。

推拿调养

如果宝宝只是偶然流鼻血，取细绳在中指指根处缠绕几圈，松紧度以略紧但不影响血流为度。左鼻出血缠右手中指，右鼻出血缠左手中指，血可以立即止住。如果宝宝经常流鼻血，又没有器质性病变，则考虑上火的可能，通过以下推拿方法调理一段时间，对于防治宝宝鼻出血效果十分显著。

按摩迎香穴＋孔最穴　如果宝宝左鼻孔出血，妈妈可以用右手拇指尖用力按压宝宝左侧的孔最穴，同时用左手食指按压右侧的迎香穴1分钟。右鼻孔出血则相反。有祛火防燥、活血止血等功效，适合各种类型的上火导致的鼻出血。

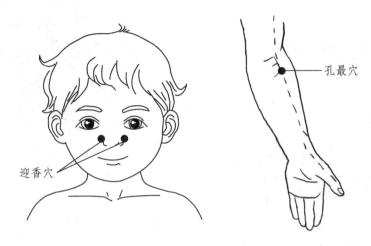

迎香穴

孔最穴

清肺经＋清天河水　妈妈一只手固定宝宝手部，使其掌心朝上，另一只手拇指指腹从宝宝指根向指尖方向推动300次。然后食指、中指二指并拢，用指腹从腕横纹推至肘横纹300次。有清热解表、泻热除烦等功效，适用于风热犯肺导致的鼻出血。

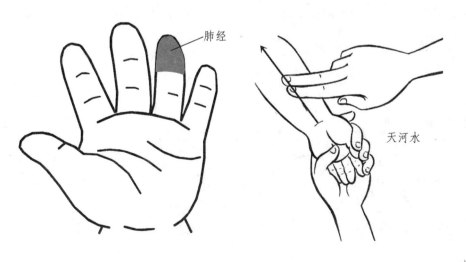

肺经

天河水

清大肠＋清胃经＋退六腑　清大肠时，妈妈一只手固定宝宝的食指，用另一只手的拇指指腹由小儿虎口推向食指尖300次。清胃经时，妈妈一只手固定宝宝的手掌，使其掌心朝上，另一只手的拇指从大鱼际桡侧推向指横纹处300次。退六腑时，妈妈一只手像握手一样固定宝宝的手部，另一只手四指并拢微弯，紧贴宝宝六腑，由手腕向上推300次。三穴合用，有清脾胃湿热、凉血解毒等功效，适用于胃热炽盛导致的鼻出血。

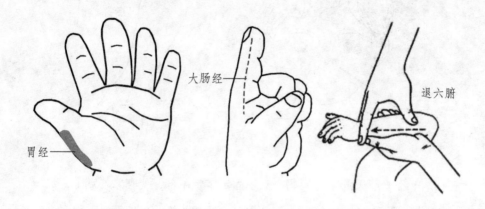

清心经＋清肝经　妈妈一只手固定宝宝手部，使其掌心朝上，另一只手拇指指腹由宝宝的中指指根推至指端300次。同样动作，换宝宝食指推300次。有平肝清心、清热泻火等功效，适用于肝火上炎导致的鼻出血。

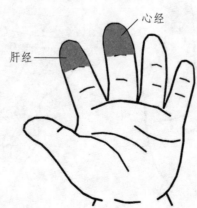

◎保持冷静，紧急处理。遇到宝宝鼻出血，妈妈首先不能惊慌，要镇静，及时帮宝宝止血。对于出血量较大，或处理后仍不能止血的患儿，应及时到医院进行处理。对于已经出现休克早期的儿童，应采取平卧头低位或头侧位，立即到附近的医院进行止血处理。

◎保持室内适当的湿度。宝宝鼻黏膜脆弱，在干燥的环境中更容易破裂，导致鼻出血的可能性会大大增加。所以保持室内适当的湿度，尽量控制在45~70%RH（相对湿度），这样室内不会太干也不会太湿，对于防治鼻出血来说非常有效。

◎缓解宝宝上火。上火容易造成宝宝内热严重，即我们平时所说的上火。所以妈妈要适当多给宝宝补充水分，并增加新鲜水果、蔬菜的摄入量，少给宝宝食用肥甘厚腻等易上火的食物。

咳嗽不停，找准病因巧治疗

咳嗽是宝宝常见的一种呼吸系统疾病，同时又是很多疾病会出现的一种常见症状。气管、支气管黏膜或胸膜受炎症、异物、物理或化学性刺激均可以引发咳嗽。咳嗽具有清除呼吸道异物和分泌物的作用，所以如果宝宝偶尔咳嗽且没有不适症状，妈妈完全不用担心。但如果宝宝咳嗽不停，反复咳嗽，而且伴随胸闷、胸痛、咽痒、气喘、呕吐、咳痰、发热等不适症状，妈妈就要引起重视了。

临床上，小儿咳嗽分为急性咳嗽与慢性咳嗽。急性咳嗽的病程少于2周，最多见的是急性呼吸道感染，一般咳嗽较轻，伴有流涕打喷嚏、咽喉发红并能看到滤泡，年龄大一些的患儿有全身不舒服、头痛等表现，一般1周左右便可以好转，基本上2周可以痊愈。慢性咳嗽的病程持续时间超过4周。如果急性咳嗽得不到及时、有效根治，容易转变为慢性咳嗽，成为困扰宝宝的慢性疾病之一。这一点妈妈们要警惕，在宝宝出现带有不适症状的咳嗽后要带宝宝及时去医院检查治疗。

中医学认为，宝宝咳嗽分为内伤咳嗽和外感咳嗽，内伤咳嗽起病缓、病程较长、伴不同程度的脏腑功能失调；外感咳嗽起病急、病程短、伴发热、鼻塞流涕等表证。

除此之外，中医学认为"初咳在肺，久咳在脾，喘在肾。"意思是小儿咳嗽初起时问题根源多在肺上，是由肺气上移导致的，此时调理肺部可以起到很好的疗效。如果宝宝久咳不止，则是"痰随气升，阻于气道"引起的。"脾为生痰之源，肺为助痰之器"，此时脾、肺双调，才能发挥化痰止咳的功效。妈妈届时根据具体情况帮助宝宝调理即可。

🥄 饮食调养

临床研究表明，约有 80% 的咳嗽是由病毒或气候变化引发的，所以盲目给宝宝使用抗生素有害无益。用止咳化痰药对其中的部分咳嗽虽然能起到一定的作用，但会影响宝宝的食欲。宝宝胃口差了，营养跟不上，抵抗力也会变差，所以注重饮食调养，降低用药概率，可以更好地防治咳嗽，保护宝宝健康。

冰糖炖雪梨　雪梨 2 个，冰糖适量。雪梨去皮，洗净，去核，切块，放入碗中，加冰糖，放入锅中隔水炖至冰糖溶化、梨软化即可。有清热止咳、滋阴润肺等功效，可以防治以干咳少痰、咳久不愈、形体消瘦、口干咽燥、手足心热等为主要症状的阴虚咳嗽，适用于 6 个月以上宝宝。

橘红生姜蜂蜜水　橘红 60 克，生姜 30 克，蜂蜜适量。橘红、生姜放入锅中，加水煎煮，15 分钟取煎液 1 次，加水再煎，共取煎液 3 次，合并煎液，以小火煎熬浓缩至黏稠时兑入蜂蜜，沸腾后关火，晾凉，装入干净的玻璃瓶中密封备用。每日服 3 次，每次 3 汤匙放入杯中兑温水饮用。有宣肺散寒止咳的功效，可以防治以咳嗽、咽痒、咳痰清稀、鼻塞流清涕等为主要症状的风寒咳嗽，适用于 1 岁以上宝宝。

山药杏仁粥　山药 120 克，杏仁 12 克，粳米 50 克。山药去皮，洗净，切丁；杏仁去皮尖，洗净；粳米淘洗干净。锅中倒入适量水，放入粳米大火煮沸，加山药、杏仁再次煮沸，转小火煮至熟烂即可。有健脾益气、补肺止咳等功效，可以防治以咳嗽不易康复、咳声无力、痰液清稀、面白多汗等为主要症状的气虚咳嗽，适用对象。

秋梨白藕汁　秋梨 2 个，白藕 100 克。秋梨洗净，去皮、核，切块；白藕去皮、节，洗净，切块。两者一同放入榨汁机中，榨汁后滤取汁液频服即可。有清热化痰的功效，可以防治以咳嗽、黄痰、口渴、唇红、尿黄、便干等为主要症状的痰热咳嗽，适用于 6 个月以上宝宝。

清肝经 + 清肺经 + 清脾经　妈妈一只手固定住宝宝的手部，使其掌心朝上，用另一只手的拇指指腹由宝宝的食指指根推至指端 300 次。同样动作，换宝宝无名指推 300 次。同样动作，换宝宝拇指推 300 次。有宣肺清热、平肝泻火、补益脾胃等功效，适用于肝肺有热导致的咳嗽。

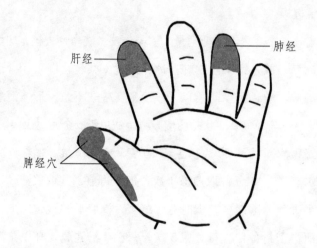

顺运内八卦　妈妈一只手固定宝宝手部，使其掌心朝上，另一只手的拇指指腹顺时针运揉内八卦 100~300 次。有宽胸利膈、理气化痰等功效，适用于痰结喘咳。

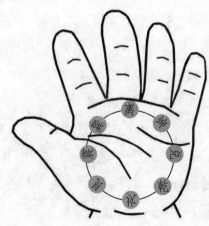

◎判断情况，及时送医。如果宝宝出现声音嘶哑或者犬吠样咳嗽，甚至呼吸困难，且夜间加重，可能为急性喉炎所导致的咳嗽；突然出现剧烈呛咳后反复阵发性咳嗽，并伴有吸气性呼吸困难，应警惕气管异物的可能性；一声声咳嗽或咳嗽稍重，伴有黏痰、喘、鼻翼扇动、口周围发绀、呼吸增快、发热、精神不振或哭闹不安、食欲减退等应注意肺炎的可能性；咳嗽时有黏痰，伴有喘息较重，呼吸时嗓子有喉鸣或丝丝响声，呼气性呼吸困难，可能是毛细支气管炎或儿童哮喘。当出现以上情况时，妈妈不要耽搁，要及时送宝宝去医院进行系统的检查与治疗。

◎防止异物吸入。很多宝宝咳嗽是因为吸入了异物，妈妈要尽量避免这种情况出现。比如年龄较小的儿童不适宜食用瓜子、花生、果冻等食物，妈妈要将这些食物排除在宝宝的"菜单"之外；不要买宝宝能放到嘴里的小型玩具，宝宝触手可及的地方也要清扫干净，防止异物吸入。当宝宝吸入异物而导致咳嗽时，妈妈要鼓励宝宝努力咳嗽，并帮助宝宝变换体位，轻拍其胸背部，以帮助异物咳出。当异物咳出来后，宝宝呼吸就会慢慢平顺，不再咳嗽，不需要特别治疗。但如果宝宝出现呼吸困难、严重异物卡喉等情况，则要立即将宝宝送往医院抢救。

◎正确使用止咳药。如果是剧烈干咳，可以服用镇静止咳药物如止咳糖浆。如果咳嗽有痰，一定不要使用止咳药物，否则带有病毒、细菌的痰液无法咳出，咳嗽的症状便无法消除。因此当宝宝咳嗽有痰时，一定要及时就医，遵医嘱用药。在用药的同时使用以上饮食、推拿方法，可以促进宝宝痊愈。

百日咳，萝卜蜂蜜饮能减轻

百日咳是儿童时期常见的一种由于百日咳杆菌感染而引发的急性呼吸道传染病，临床上以阵发性、痉挛性咳嗽，伴有"鸡鸣"样吸气声为主要特征。

百日咳病程较长，主要可以分为三个时期。第一期为卡他期，从发病到出现阵发性痉挛性咳嗽一般需要 7~14 天的时间，宝宝表现为轻微咳嗽、鼻塞、低热、结膜充血等类似普通感冒的症状，卡他症状减轻后咳嗽加重，卡他期具有传染性；第二期为痉咳期，一般持续 2~6 周，具有明显的阵发、痉挛性咳嗽，连续咳嗽容易导致宝宝出现面红耳赤、涕泪俱下、身体蜷缩、口唇发绀等症状，紧接着出现深长的呼气，伴发出鸡鸣样的回声，反复发作，可伴有呕吐，症状有的可长达 2 个月以上；第三期为恢复期，大概能持续 2~3 周，阵咳渐减甚至停止。如果得不到及时、有效根治，可能引发肺炎、脑病等，或者遇到呼吸道感染可能再次致咳。因此当宝宝出现百日咳的倾向时，妈妈要及时带宝宝去医院进行检查治疗。本节所讲的饮食、推拿方法，可以帮助宝宝全面提升免疫力，促进宝宝痊愈，对于没有患百日咳的宝宝来说能提升预防能力。

饮食调养

宝宝患百日咳时，要选择细、软、易于消化吸收，且易吞咽的半流质食物或软食。同时要注意选择热能高，富含优质蛋白质，营养丰富的食物，并让宝宝少食多餐，以补充百日咳较长病程中虚耗的营养。

萝卜蜂蜜饮 白萝卜半个，蜂蜜适量。白萝卜捣烂，绞取汁液 25 毫升，加入蜂蜜搅拌均匀，给宝宝 1 次服完，每日 1~2 次。有润肺清燥、清热解毒、化痰止咳、生津止渴等功效，有效防治百日咳，适用于 1 岁以上宝宝。

红糖冬瓜饮 冬瓜 1 块，红糖适量。冬瓜去皮，洗净，切块，放入大碗中，加红糖静置 2 小时，至冬瓜出水后，倒入锅中，酌情加水煮至冬瓜透明，滤取汁液给宝宝服用。每日 2 次，连服 5~7 天。有养心润肺、和中助脾、消炎利水等功效，有效防治百日咳，适用于 2 岁以上宝宝。

推拿调养

掐、推小横纹 妈妈一只手固定小儿除拇指外的四指，用另一只手的拇指端自食指横纹至小指横纹依次掐 3~5 次，然后一只手将宝宝的四指并拢，用另一只手的拇指桡侧从食指横纹处推向小指横纹处，推 100~150 次。有退热、消胀、散结、止咳等功效，防治百日咳效果好。

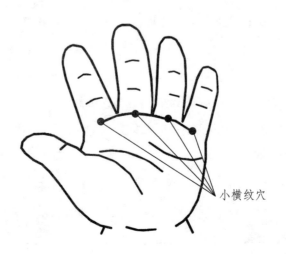

小横纹穴

揉天突＋揉膻中 天突穴位于胸骨上窝正中。膻中穴位于两乳头连线中点，胸骨中线上，平第4肋间隙。宝宝呈正坐或仰卧位，妈妈一只手扶着宝宝头侧部，另一只手中指指端按揉天突穴10~30次，然后用同样方法按揉膻中穴50~100次。有理气化痰、降逆平喘、止咳等功效。

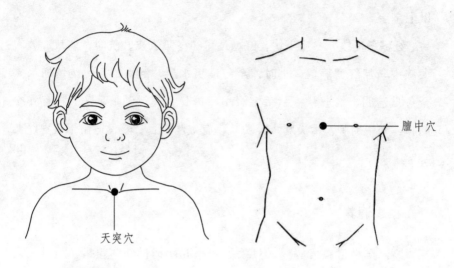

膻中穴

天突穴

 宝宝健康加油站

◎要及时隔离4~6周。由于百日咳有传染性，所以宝宝确诊为百日咳后，最好让宝宝单独居住在一个房间4~6周，避免风、烟等刺激。同时居室要保持空气清新，湿度要适宜，衣被勤洗晒，保持清洁。患病后，宝宝要有充足的睡眠，如果因为夜间咳嗽而影响睡眠，妈妈可以咨询医生，遵医嘱用镇静药。

◎病情严重及时就医。百日咳发生后，如果宝宝症状比较严重，出现呼吸暂停、青紫缺氧、惊厥时，要给予人工呼吸（有条件可使用呼吸机）、氧气吸入、吸痰等一系列专业的操作，所以最好及时送宝宝去医院。

发热，推天河水退烧快

宝宝体温很容易受外在环境的影响，温度过高、衣服穿得太多、房间空气不流通、剧烈运动后等体温都可能会升高，使用特殊的药物，包括疫苗注射也可能会引起发热，如果1天波动幅度不超过1℃，且发热症状很快消退，宝宝也没有什么不舒服的表现，这属于正常现象，妈妈们不用担心。如果体温呈现不稳定状态时则应考虑疾病的可能性。

发热是儿童时期最常见的症状之一，俗称"发烧"。一般轻症患儿发热时体温为38~39℃，重症患儿体温可超过40℃，同时还会伴随咳嗽、流涕、眼结膜充血等症状。当妈妈要判断宝宝发热到何种程度时，可以通过多种方法获得。比如常规的口测法、肛测法、腋测法，又比如目前市场上比较流行的体温枪。

口测法即用温度计测量宝宝口腔内的温度，在测量前10分钟之内禁止饮用热水、凉水、进食等，将消过毒的体温计的汞柱端放置在宝宝舌下，让紧闭口唇，用鼻呼吸，以免冷空气进入口腔影响口腔内的温度，5分钟后取出并读数，正常值的范围为36.3~37.2℃。口测法温度较为可靠，但是不适用于婴幼儿，以免咬破汞柱，发生危险。

肛测法就是测量肛门的温度，可以让宝宝侧卧，将肛门体温计的汞柱端涂抹润滑剂之后，慢慢地插入肛门，一般可插入体温计的一半，5分钟后取出读数。正常值为36.5~37.7℃，较口测法高0.3~0.5℃。一般适用于婴幼儿或者神志不清的宝宝。

腋测法就是测量腋窝的温度，在测量之前要擦干腋窝，消除影响体温测量的因素。将体温计的汞柱端放在一侧的腋窝中央顶部，妈妈协助宝宝夹紧上臂，放置 5~10 分钟后取出读数。液测法正常值范围为 36~37℃，腋测法方便、安全、不易发生交叉感染，临床应用较多。

测量额头、耳温的体温枪，方便简洁，宝宝也易于接受，是目前越来越流行的一种测量方法，不过准确性有待进一步验证，妈妈可以将其作为参考应用。

当简单判定宝宝发热的具体程度后，如果是轻度发热，有经验的妈妈可以通过退热贴帮助宝宝控制体温，看看是否能下降且不再上升，如果不行再送去医院，没有经验的妈妈则直接带宝宝去医院检查治疗为好。与此同时，妈妈们可以通过以下方法帮助宝宝退热，比药物要安全，更适合宝宝使用。

饮食调养

宝宝发热时，新陈代谢加快，营养物质、体内水分消耗大大增加。而且发热时消化液分泌减少，胃肠蠕动减慢，使消化功能明显减弱。因此，宝宝发热时的饮食原则应该是补充充足的水分、大量维生素和无机盐，供给适量的热量和蛋白质。食物以流质和半流质饮食为主。

米汤　大米或小米 50 克，淘洗干净，放入锅中加水大火煮沸，转小火熬煮至米熟烂，取汤汁给宝宝服用即可。米汤水分充足、营养丰富且易于消化吸收，非常适合宝宝发热时食用，适用于 4 个月以上宝宝。

蔗浆粥　甘蔗汁 100 毫升，粳米 100 克。甘蔗汁倒入锅中，放入淘洗干净的粳米，加适量水熬煮成粥。每天分 2~3 次让宝宝食用，可以降温、利尿，加快宝宝恢复，适用于 6 个月以上宝宝。

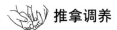 **推拿调养**

　　推天河水　妈妈一只手固定宝宝手部，使其掌心朝上，另一只手的食指、中指并拢，用二指指腹沿天河水从腕推向肘部200次。有引邪外泄、清热解表等功效，可快速退热。

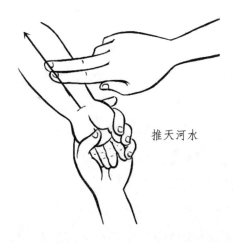

推天河水

　　推天门　宝宝呈仰卧位，妈妈双手拇指自下而上交替直推30~50次，每日1~2次。有疏风解表、开窍醒脑等功效，对于外感风寒导致的发热效果良好。

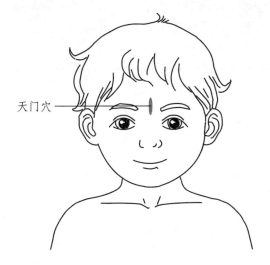

天门穴

◎不可用酒精擦浴。宝宝皮肤娇嫩、通透性高，不同于成年人，所以发热时千万不要用酒精擦浴，以免酒精被皮肤吸收进入人体，引发酒精中毒。妈妈可以用温水代替酒精，擦拭宝宝的腋窝、腘窝、腹股沟等大动脉走行的部位，如果宝宝抗拒温水擦浴，可以诱导宝宝坐在温水中玩水 10~15 分钟，同样能达到降温的效果。不过玩水要注意避风、防寒，且玩完水后及时冲洗、擦干净，换上干净、保暖、透气性好的衣服。

◎不可捂汗。宝宝发热时不能捂汗，因为宝宝的体温调节中枢发育不完善，本身机体发热时热量就不容易散出，如果再用外力作用使之更热，病情会更加严重，甚至会诱发其他并发症。

◎及时就医。宝宝发热时如果伴随以下情况，建议及时就医，以免耽误病情。比如年龄不到 12 个月，体温达 38.5℃甚至更高；体温在 48 小时内没有改善；精神、反应、胃口变差，活力下降；出现口干、精神萎靡、小便显著减少等比较明显的脱水表现；面色变差；出现呼吸困难、持续呕吐、频繁腹泻、头痛、疼痛、抽搐等其他并发症状，以及家长担心的任何其他原因等。

生长痛，局部热敷加按摩

白天还活蹦乱跳的小朋友，到了晚上却三不五时地哭闹着说脚好痛，这可能就是生长痛在作怪。生长痛是儿童生长发育时期特有的一种生理现象，多见于3~12岁生长发育正常的儿童，尤其是3~6岁的儿童。这一时期的儿童骨骼生长迅速，但四肢长骨周围的神经、肌腱和肌肉的生长相对慢一些，因而产生牵拉痛。

临床上，生长痛多为下肢疼痛，最常见的发生部位在膝、小腿和大腿的前面，偶尔会在腹股沟区，典型的是双侧疼痛，也有部分病例是一侧疼痛；多为肌肉性疼痛，而不是关节或骨骼疼痛，疼痛的部位无红肿或发热的现象；疼痛多发生于夜间，这主要是因为白天儿童的活动量比较大，即使感到不舒服，也可能因为专注于其他事物而不易察觉，到了夜间身心放松时，疼痛的症状便会使患儿感觉不适，甚至难以忍受。因此，当宝宝符合这些特征，并且带宝宝去医院检查，发现宝宝并没有患有其他可能引起疼痛的疾病时，即可被认为是生长痛。

饮食调养

宝宝生长痛宜增加富含矿物质、蛋白质、维生素食物的摄入量，比如牛奶、瘦肉、蹄筋、鱼类、大豆、鸡蛋，以及新鲜的蔬菜、水果等，帮助宝宝补充营养的同时，还能补精益髓、通络温筋，缓解宝宝生长痛的症状。

山药蹄筋汤 山药250克，猪蹄筋（牛、羊蹄筋也可以）100克，葱、姜、盐各适量。猪蹄筋放入清水中泡软，洗净，切段；山药去皮，洗净，切块；葱切段，姜切片。锅中倒入适量水，放入猪蹄筋大火煮沸，加山药、葱、姜再次煮沸，转小火炖至蹄筋熟烂，加盐调味。有养肝益肾、通络温筋等功效，可以缓解儿童生长痛，适用于3岁以上宝宝。

木瓜粥 木瓜粉3克，大米50克，姜汁、蜂蜜各适量。大米淘洗干净，放入锅中大火煮沸，转小火炖至大米熟，加木瓜粉、姜汁继续炖至大米熟烂，晾至温热后调入蜂蜜。有健脾益气、通络止痛等功效，可以缓解生长痛，适用于3岁以上宝宝。

黄豆大米粥 黄豆80克，大米150克。黄豆淘洗干净，放入清水中浸泡1夜；大米淘洗干净。黄豆、大米一同放入锅中，加水大火煮沸，转小火煮至大米熟烂、黄豆软糯即可。日常佐餐常食，有健脾宽中、益气养血、健骨养髓等功效，可以为宝宝生长提供营养，缓解生长痛的症状，适用于3岁以上孩子。

推拿调养

生长痛作为一种生理性疼痛，虽然不是孩子的身体健康出了问题，但是会给孩子造成疼痛，影响孩子的情绪、生活质量，所以妈妈仍然要重视。典型的生长痛不会伴有压痛，可以通过推拿达到止痛效果，具体操作方法主要分为以下三步。

第一步：热敷 妈妈可以用40℃左右的热毛巾对宝宝的疼痛部位进行热敷，在帮助宝宝热敷的同时，妈妈要仔细观察宝宝的反应，以免烫伤。反复热敷2~3次即可。

第二步：按揉疼痛部位 热敷完成后，妈妈搓热手掌心，用大鱼际部位或指腹轻轻按揉宝宝的疼痛部位各5分钟，力度以宝宝感觉舒适为宜。

第三步：按揉委中穴＋承山穴 妈妈用双手掌心或拇指指腹按压委中穴，每次按压 10 秒休息 1 秒，以宝宝有酸疼的感觉，再按摩 1 分钟。然后用同样的方法按揉承山穴即可。每日 1~2 次。

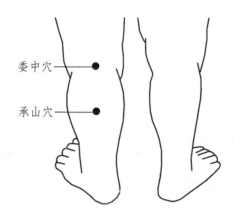

 宝宝健康加油站

　　◎给宝宝温柔的呵护。在用饮食、热敷、推拿全面调理宝宝生长痛的同时，妈妈还可以通过讲故事、做游戏、玩玩具等方法来吸引孩子，要给宝宝温柔的呵护，让宝宝得到精神上的抚慰，进而缓解身体上的疼痛。疼得不厉害的时候可以不用限制宝宝的活动，但是如果疼得比较严重，就要减少宝宝的剧烈运动。

　　◎别忽略就诊的重要性。生长痛虽然是一种生理性疼痛，不是病，但是如果宝宝一直疼痛，妈妈就要考虑将疾病造成的疼痛误认为生长痛的可能。临床上，骨折、恶性骨瘤、儿童白血病、青少年关节炎等都容易被误认为生长痛，妈妈要仔细区分，及时带宝宝去医院就诊。

长期磨牙，补养神经勤按颊车穴

磨牙又称为"夜磨牙""磨牙症"，是口腔科常见的疾病之一，指睡眠时有习惯性磨牙或白昼也有无意识磨牙习惯的一种长期的恶性循环疾病。不过将其当成疾病来看，主要是针对青少年或成年人来说的。对于儿童来说，磨牙常发生在4~6岁的儿童身上。因为此阶段的儿童处于长牙、换牙期，且神经功能不太稳定，受到刺激便会出现磨牙的现象。所以如果只是偶尔出现1次，妈妈便不用太过紧张。但是如果经常出现，就要引起重视。

因为长期磨牙对宝宝具有一定的危害，由于夜磨牙致使牙齿强烈的叩击在一起，又没有食物缓和，容易造成牙齿表面的保护物质过分磨损，使保护物质下面的牙本质暴露出来。轻者对冷、热、酸、甜等刺激性食物过敏；重者可导致牙床经常出血、发炎、牙齿松动甚至脱落。除此之外，宝宝磨牙会影响其成长发育，出现营养不均衡，身材矮小，消瘦等症状，所以妈妈一定要重视。

一般情况下，宝宝有肠内寄生虫病，尤其是肠蛔虫病；胃肠道疾病、口腔疾病；精神运动性癫痫、癔症等神经系统疾病；牙齿排列不齐，咀嚼肌用力过大或长期用一侧牙咀嚼导致的颞下颌关节功能紊乱；缺乏维生素，比如维生素D；宝宝白天情绪激动、紧张或过度疲劳；长牙、牙龈痒等都可能导致磨牙的现象。

饮食调养

经常磨牙的宝宝，平时应适当增加富含B族维生素的食物，比如动物肝脏、瘦肉、奶类、蛋类、全谷类等，这对于维持正常的神经系统代谢很重要。同时，新鲜蔬菜、水果的摄入也是必不可少的。除此之外，妈妈要安排好宝宝的饮食，白天适量食用粗粮和水果，锻炼咀嚼肌，利于牙齿发育，晚上宜吃八九分饱，且以易消化、不含咖啡因的食物为主，尤其不要让宝宝喝可乐、吃巧克力。

陈皮花生粥 陈皮5克，大米50克，花生30克，盐适量。陈皮洗净，泡软，切丝；大米淘洗干净；花生淘洗干净，放入水中浸泡2小时。锅中倒入适量水，放入大米、花生、陈皮大火煮沸，转小火熬煮成粥，加盐调味即可。有清肺化痰，补充B族维生素等作用，适用于4岁以上宝宝。

全麦面包三明治 全麦面包2片，煎鸡蛋1个，生菜2片，番茄1片，番茄酱适量。全麦面包1片铺底，放上生菜叶、煎鸡蛋、番茄片，加番茄酱，盖上另一片面包，斜对角切成三角形即可。有利于维持正常的神经系统代谢，适用于4岁以上宝宝。

推拿调养

按揉颊车穴 宝宝呈仰卧或正坐位，妈妈用两手大拇指或食指、中指指腹按揉颊车穴100~300次，每日1~2次。可以放松咀嚼肌，缓解磨牙的症状。

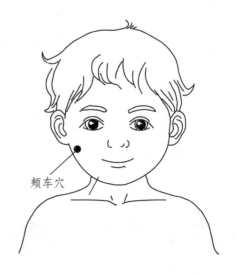

颊车穴

揉肚子　宝宝呈仰卧位，妈妈搓热手掌，放在宝宝肚脐处，顺时针、逆时针各旋摩 2~3 分钟，每日 2 次。可以增强胃肠蠕动，提升消化吸收能力，避免肠胃功能紊乱，间接减少磨牙状况。

 宝宝健康加油站

◎6~13 岁儿童轻微磨牙可不做处理。6~13 岁儿童处于换牙期，为适应上下牙齿磨合，夜间偶尔会出现轻微磨牙现象，妈妈可以不用做特殊处理。但是如果患儿磨牙的症状较重，或者对牙齿已经有损伤的话，则需要及时就诊，以免耽误病情。

◎睡前不要太过兴奋。对于夜间有磨牙现象的宝宝，妈妈要注意白天不要让宝宝玩得过于兴奋，尤其是临睡觉之前 1~2 小时，要让宝宝的情绪平缓下来。当然，妈妈也不要在这个时候教训或者打骂孩子。同时，睡前不要让宝宝看过于激烈或恐怖的影视剧，轻松交谈、讲故事、听柔和的音乐等，都能安抚宝宝，这对纠正宝宝夜间磨牙非常有利。

◎使用牙颌垫。如果宝宝磨牙情况比较严重，可以使用牙颌垫。每晚睡前给宝宝戴上，虽然不能去根，但是可以暂时缓解症状，防止直接磨损牙齿。

湿疹过敏，艾草煮水加按摩来缓解

儿童湿疹又被称为特应性皮炎或遗传过敏性皮炎、异位性皮炎，是一种慢性、复发性、炎症性皮肤病。儿童湿疹多发病于婴幼儿时期，一般出生后1~3个月常见，6个月以后逐渐减轻，1~2岁以后大多数患儿逐渐自愈，一部分患儿则可迁延至儿童和成人期。

临床上，儿童湿疹大多是由于食入物、吸入物或接触物不耐受或过敏所致。起初表现为皮肤发红，继而出现皮疹、皮肤粗糙、脱屑等症状。遇热、湿等可使湿疹表现显著。而且儿童湿疹容易反复发作，对宝宝的生活质量产生极大影响。

饮食调养

宝宝湿疹期间，饮食要均衡营养且清淡，避免高盐、高糖类食物，以免水、钠在体内积存过多，不利于湿疹康复。如果宝宝有过敏的食物，及时停止摄入，并且避免刺激、发物、油腻等食物的摄入。中医学认为湿疹与风、湿、热相关，所以适当增加绿豆、赤小豆、冬瓜、黄瓜、山药等调养脾胃、清热利湿的食物对于湿疹康复是很有帮助的。如果宝宝还在哺乳期，哺乳妈妈的饮食也要注意，避免食用辛辣香燥、鱼、虾、鸡、鸭、牛肉、羊肉等发物。

薏苡仁扁豆粥 扁豆、薏苡仁各50克，粳米、小米各30克。扁豆、薏苡仁、粳米、小米分别洗净，放入锅中，熬煮至粥熟烂即可。有清热利湿、健脾和中等功效，可以调理湿疹。4个月以上的宝宝滤取汤汁服用，9个月以上的宝宝可以直接喝粥。

冬瓜薏苡仁汤 冬瓜皮、薏苡仁各30克。冬瓜皮、薏苡仁分别洗净，放入锅中，加水大火煮沸，转小火煮至薏苡仁熟烂，去渣取汁饮用，每日1次，7天为1个疗程。有清热利湿、理气健脾等功效，可以在一定程度上防治湿疹过敏，适用于4个月以上宝宝。

推拿调养

宝宝患湿疹后，通过推拿来清热除湿是非常有效的方法之一。不过在推拿之前用艾草煮水给宝宝洗个澡，效果会更好。

第一步：艾草煮水洗澡或擦洗 艾草30克，洗净，放入锅中加足量水大火煮沸，转小火继续煮15分钟，晾至温热后用棉布蘸取轻轻擦洗宝宝湿疹部位，然后把艾草水倒入浴盆中，酌情加水调节水温温热，以32~37℃为宜，给宝宝洗澡。艾草有温经止血、散寒止痛、去湿止痒等功效，宝宝患湿疹期间，每周1~2次给宝宝洗澡或擦洗，可以缓解湿疹症状。

第二步：善用清法 取脾经、大肠经、小肠经、肺经、肝经，单独

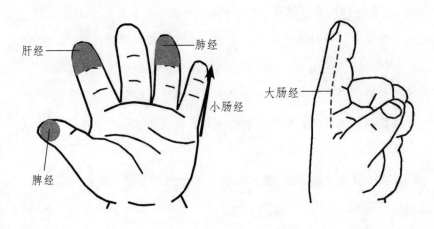

使用或联合使用都可以。操作时，妈妈一手固定宝宝的手部，使其掌心朝上，另一只手的拇指指端自宝宝拇指桡侧缘由指根向指尖方向直推100~500次。大肠经、小肠经、肺经、肝经用同样方法，细微的差别是大肠经从虎口推向食指尖，小肠经是从小指指根推向指尖，肺经是无名指指根推向指尖，肝经是从食指指根推向指尖。有清热利湿、调理肠腑、宣肺平肝等功效，缓解宝宝湿疹症状。

 宝宝健康加油站

◎避免宝宝经常碰水。患有湿疹时，妈妈可以隔一天给宝宝洗一次澡，而且洗澡水温千万不要过热，洗澡时不要使用碱性洗浴品。湿疹症状严重时暂时不要洗澡，患处不要接触水，完好的皮肤处用棉布蘸取温水擦拭即可。

◎尽量避免接触过敏原。如果宝宝属于过敏体质，妈妈要尽量避免宝宝接触皮毛、花粉、油漆、化纤衣物、容易诱发过敏的食物等过敏原，最大限度地避免宝宝患湿疹的可能。

◎避免抓挠。患湿疹后瘙痒感较重，妈妈要帮宝宝修剪指甲，必要时用纱布或袜子套住患儿手部，防止患儿搔抓、摩擦，导致继发感染。除此之外，如果湿疹结痂较厚，妈妈不宜硬性剥除痂皮，也尽量不要让宝宝触碰，应用消毒麻油湿润，待痂皮软化、掉落。

◎避免强烈日光照射。强烈的日光照射容易增加皮肤敏感、疼痛，所以在宝宝湿疹期间，妈妈带宝宝出门时要注意避免强烈日光照射。同时衣着不宜过厚，吸湿、透气性要好，头部可以戴柔软的布帽，以减轻后枕部的摩擦。

荨麻疹反反复复，清热解毒帮助根治

荨麻疹是由于皮肤、黏膜小血管扩张及渗透性增加而出现的一种局限性水肿反应，通常在2~24小时内消退，但容易反复发生新的皮疹，病程迁延数日至数月。引起荨麻疹的原因很多，细菌、病毒、寄生虫、花粉、灰尘、化学物质、冷热、日光、昆虫叮咬，甚至有些食物都会成为过敏原。临床上，荨麻疹有急性荨麻疹和慢性荨麻疹之分。

急性荨麻疹起病较急，为局限性红色、大小不等的风团，形态不一，有圆形、类圆形或不规则形。起初是散在的，随着抓挠逐渐增多而增大，并互相融合。如果微血管内血清渗出急剧，压迫管壁，风团可呈苍白色，周围有红晕，皮肤凹凸不平，呈橘皮样。风团持续数小时后自然消退且不留痕迹，但新的风团会随之又起，1天内可反复多次发作。同时风团处有瘙痒、灼热感，出现部位不定，可发于全身或局限于某部。

急性荨麻疹得不到及时、有效治疗，病情反复发作达到每周至少2次，并且连续6周以上，则成为慢性荨麻疹。当宝宝出现荨麻疹的相关症状时，妈妈要及时带宝宝去医院，尽最大努力不要让急性荨麻疹转为慢性。在医生治疗的基础上，妈妈可以通过以下方法促进宝宝痊愈。

饮食调养

婴儿以母乳、奶粉、奶制品喂养为主，临床上有不少婴儿患荨麻疹与牛奶及奶制品的添加剂有关。随着年龄增大，婴幼儿开始增加辅食，鸡蛋、果汁、蔬菜、肉泥等都可能成为过敏的原因。学龄前和学龄期的孩子往往喜欢吃零食，正餐的食品种类也越来越多样化，食物过敏的机会也增大了。所以妈妈要观察宝宝可能的食物过敏倾向，在有必要的情况下带宝宝去医院检查过敏原，此后尽量避免食用这类食物。在患荨麻疹期间，宝宝饮食要清淡易消化，以流食或半流食为主，多喝水或热汤，促进新陈代谢，帮助体内毒素排出，等荨麻疹退去后，再丰富饮食，增加营养。

芦笋炖豆腐 芦笋 120 克，豆腐 100 克，盐、香油各适量。芦笋去皮，洗净，切片，放入沸水锅中焯至断生，捞出，过凉水，沥干水分备用；豆腐洗净，切丁。锅中倒入适量水，放入豆腐大火煮沸，加芦笋再次煮沸，转小火炖至芦笋熟烂，加盐、香油调味即可。荨麻疹期间常吃，有清热解毒、生津润燥等功效，可以防治体内积热导致的荨麻疹，适用于 1 岁以上宝宝。

龙眼薄荷汤 龙眼 12 枚，鲜薄荷 30 克。龙眼去壳、核；薄荷洗净。龙眼肉放入锅中，加水大火煮沸 15 分钟，加入薄荷，继续煮沸 2~3 分钟，取汁，晾至温热，每日 1 剂，分 2 次服用。有健脾养血、散风透疹等功效，可以防治各种类型的荨麻疹，适用于 6 个月以上宝宝。

推拿调养

捣小天心 妈妈一只手固定宝宝除拇指以外的四指，使其掌心向上，用另一只手的中指指尖或屈曲的指间关节捣小天心穴 10~30 次。有清热解毒、镇惊安神等功效，可以缓解荨麻疹及其导致的瘙痒、烦躁等症状。

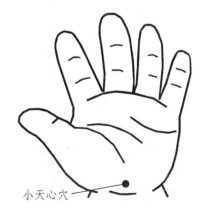

小天心穴

按揉膻中穴　让宝宝呈仰卧位，妈妈用中指端按揉膻中穴 50~100 次，每日 1~2 次。有宽胸理气、调畅经络等功效，可以使体内的"风邪"通畅顺达，有效缓解荨麻疹症状。

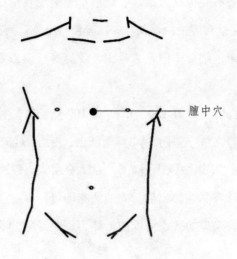

膻中穴

按揉百虫穴　妈妈用拇指指腹与食指、中指指腹相对，用力地提拿百虫穴 1 分钟，每日 1~2 次。有祛风活血、平肝息风、驱虫止痒等功效。

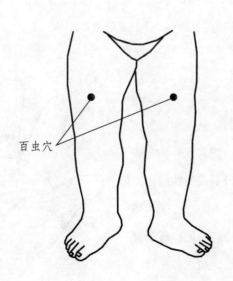

百虫穴

◎隔离卧床休息。如果宝宝患荨麻疹已经出疹了，一定要让宝宝卧床休息，并且隔离至少5天。家长接触患儿后，在户外人少的地方逗留30分钟，一般即可不传染他人。患儿的衣服、被褥、玩具等在室外晒2小时，也可以达到杀菌消毒的目的。

◎居室环境要舒适、干净。由于麻疹病毒一旦离开人体很快就会丧失致病力，因此居室一定要经常开窗通风换气，以达到空气消毒的目的。不过要避免过堂风，不要让冷风直接吹患儿，也不要让强烈的光线刺激患儿的眼睛。阳光强烈时卧室要拉上窗帘，夜晚最好使用光线比较柔和的小夜灯。同时宝宝接触的床上用品要经常更换、清洗，阳光暴晒杀菌，保持干净。

◎注意皮肤卫生。妈妈要注意患儿皮肤、眼睛、口腔、鼻腔的清洁。因为麻疹病毒侵入人体后不但会使皮肤出疹子，还会使眼结膜、口腔、鼻腔黏膜产生分泌物。这些分泌物中都含有大量的病毒，如果不及时清洗很容易造成这些部位的抵抗力下降，给病毒继续入侵和其他致病菌生长繁殖创造条件。除此之外，与宝宝皮肤有接触的衣物更要注意清洁、亲肤。

◎注意其他并发症。麻疹的并发症多而且比较严重，常见的有肺炎、喉炎、心肌炎及脑炎等，当发现患儿出现咳嗽加重、气喘、呼吸困难、面色发绀或苍白、声音嘶哑、心慌气短、乏力多汗、嗜睡、烦躁、头痛、剧烈呕吐，甚至惊厥昏迷等症状的时候，妈妈要立即送宝宝去医院就诊，以防发生严重后果。

水痘，正确推拿出痘快

水痘是一种婴幼儿和学龄前期、学龄期儿童多发的急性传染病，是由水痘-带状疱疹病毒初次感染引起的。随着疫苗的普及，水痘已经不再是常见的小儿疾病了，但是疫苗并不能保证宝宝百分之百不再出水痘，因此妈妈还是提前了解一下为好。

水痘全年均可发生，以冬春季节多见，而且多发生于幼儿园、小学等儿童聚集场所，以6~9岁儿童多见，潜伏期为10~21天。水痘可以通过喷嚏、咳嗽的飞沫，经呼吸道传染，也可以通过病毒污染的玩具、衣服等，经接触传染。感染后，临床特征为发热，皮肤黏膜分批出现的瘙痒性斑、丘、疱疹及结痂，且上述各期皮疹可同时存在。一次获病，可以获得持久免疫力。

治疗水痘时，西医主要以对症治疗为主，必要时可应用抗病毒药物，同时注意防治并发症。中医则以清热、解毒、利湿为基本治疗原则。

饮食调养

宝宝患水痘后，妈妈应给宝宝易消化及营养丰富的流质及半流质饮食，并适当增加清热解毒的食物，比如绿豆、海带、薏米、金银花、甘蔗等。忌给宝宝食用油腻、辛辣、过咸、过甜等刺激性食物，忌食燥热和滋补性食物，如鱼、鸡、鸭、香菇、南瓜、荔枝、桂圆等。除此之外，要给宝宝多补充水分，尤其是白开水，加快宝宝的新陈代谢。

绿豆薏苡仁汤　绿豆、薏苡仁各 50 克，冰糖适量。绿豆淘洗干净，放入清水中浸泡 1 天，用手轻轻揉搓去皮；薏苡仁淘洗干净。锅中倒入适量水，放入绿豆大火煮沸，加薏苡仁再次煮沸后，转小火煮至绿豆熟烂，加冰糖煮至冰糖溶化即可。有清热解毒、消暑利水等功效，可以加速水痘痊愈，适用于 1 岁以上宝宝。

金银花甘蔗茶　金银花 10 克，甘蔗汁 100 毫升。金银花洗净，放入锅中加水大火煮沸，转小火煎至 100 毫升，去渣取汁，兑入甘蔗汁搅拌均匀，每日 1 剂，7~10 天为 1 个疗程。有清热祛火、利水排脓等功效，适用于 1 岁以上宝宝。

马齿苋荸荠糊　鲜马齿苋、荸荠粉各 30 克，冰糖适量。鲜马齿苋择洗干净，捣取汁液，调入荸荠粉，加冰糖，用沸水冲熟至糊状，每日 1 剂。有清热解毒、益气补虚等功效，对于水痘已出或将出导致的发烧、烦躁有很好的缓解作用，适用于 3 岁以上宝宝。

推拿调养

小儿推拿治疗水痘时，妈妈要避开宝宝长水痘的地方，以免搓破水痘造成宝宝皮肤感染。

退六腑　妈妈一只手握住宝宝腕部以固定手臂，用另一只手的拇指指腹或食指、中指二指并拢自肘横纹向腕横纹推 100~500 次。有清热凉血、解毒排脓等功效。

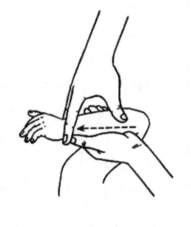

退六腑

揉二马　妈妈一只手固定宝宝手部，使其掌心向下，用另一只手的拇指端揉二马穴100~500次。有滋阴补肾、顺气散结、利水通淋等功效。

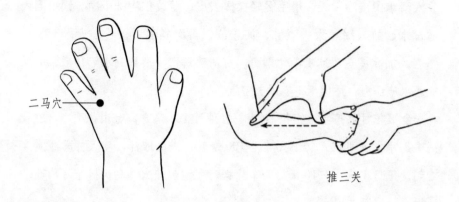

二马穴

推三关

推三关　妈妈一只手固定小儿手部，用另一只手的拇指桡侧缘或食指、中指二指并拢，自腕横纹向肘横纹推100~500次。有温阳散寒、补气行气、发汗解表等功效，可以加快出痘速率。

 宝宝健康加油站

◎避免宝宝抓伤。水痘会引起瘙痒，所以很多宝宝会通过抓挠止痒，如果抓破水痘很容易造成皮肤感染。所以妈妈要剪短宝宝的指甲，并且要注意不要让宝宝用手揉眼睛，以免病毒感染眼睛形成角膜炎，影响视力。必要时可以给宝宝戴手套。

◎发烧时不要自行用药。宝宝出水痘时常常有发烧症状，提醒妈妈不要自行购买退烧药物，尤其是用阿司匹林来给宝宝退烧。因为这样容易增加发生并发症的概率，引起脑炎。宝宝发烧时可以用温水洗澡或擦身，之后保持皮肤干燥，既能降温，又能减少感染的风险。

Part5 宝宝五官常见病，食疗按摩恢复快

所谓五官病，是指宝宝易发生的耳鼻咽喉口齿类疾病。本章盘点宝宝常见的五官疾病，找出行之有效的食疗、按摩方法，让宝宝快速恢复健康。

沙眼，穴位按摩配桑叶水消炎快

　　沙眼是少年儿童常见的慢性传染性眼病，由沙眼衣原体引起，主要通过接触传染。凡是被沙眼衣原体污染的手、毛巾、手帕、脸盆、水以及其他公共物品，都可以传播沙眼衣原体。很多宝宝的沙眼是被患沙眼的家庭成员或者一起玩的小伙伴传染的，这一点妈妈要注意。

　　患沙眼程度较轻的宝宝会出现睑结膜粗糙不平、眼部发痒、有异物感及少量的分泌物等症状，程度较重的宝宝会出现畏光、流泪、眼睛刺痛等症状。如果得不到及时、有效地治疗，容易导致眼睑内翻畸形，加重对角膜的损害，严重影响宝宝视力甚至造成失明。沙眼的潜伏期为5~14天，一般双眼患病，如果宝宝总是揉眼睛、流泪等，妈妈要及时带宝宝去医院检查，看是否存在沙眼的可能，尽早治疗，保护宝宝健康。

饮食调养

　　宝宝沙眼期间，饮食要清淡，并且要适当增加护眼食物的摄入量，比如动物肝脏、鱼肝油、奶类、蛋类、胡萝卜、苋菜、菠菜、红薯、橘子、杏、柿子、菊花等。除此之外，不能吃辣椒、葱、姜等辛辣刺激性食物、烧烤、肥肉等燥热油腻性食物。

　　香烧胡萝卜　胡萝卜2根，盐、酱油、白糖各适量。胡萝卜洗净，去皮，切滚刀块；盐、酱油、白糖（白糖比盐多一点）放入碗中，调成酱汁。锅中倒入适量油烧热，放入胡萝卜，用中小火慢慢烧软，倒入酱汁翻炒均匀，继续烧至胡萝卜软烂即可，适用于1岁以上宝宝。

双花粥　菊花、合欢花各10克，粳米50克，白糖适量。菊花、合欢花洗净，放入锅中加水小火煎汤，去渣取汁备用；粳米淘洗干净。双花汁倒入锅中，加粳米，酌情加水熬煮成粥。有疏散风热、平肝明目、消肿止痛等功效，可以防治沙眼，适用于1岁以上宝宝。

推拿调养

宝宝患沙眼时，可以通过以下两步来进行调养，往往能收到意想不到的效果。

第一步：桑叶水熏洗眼睛　干桑叶（经霜者更好）、菊花各20克，分别清洗干净，放入锅中加水煎汤，去渣取汁，倒入干净的专用盆中，先让宝宝熏眼睛1分钟，晾至温热后洗眼睛。每日早、中、晚各1次。有明目、消炎、杀菌等功效，按摩前先用来熏洗眼睛，可以增强按摩效果。

第二步：穴位按摩护眼　取瞳子髎穴、鱼腰穴。让宝宝呈坐位或仰卧位，妈妈用中指指腹按压明目穴3分钟，力度以有酸胀感为宜。然后

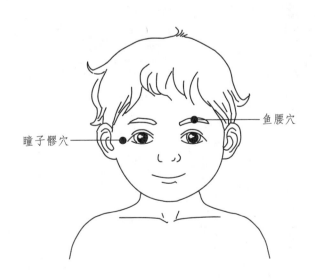

瞳子髎穴

鱼腰穴

用同样方法按压鱼腰穴即可。有明目利窍、疏风清热、消炎止痛等功效，坚持按摩不仅可以防治沙眼，还能缓解近视眼、急性结膜炎、角膜炎等症状。

 宝宝健康加油站

◎做好隔离工作。宝宝患沙眼后，所用毛巾、手帕、衣物、床上用品等的使用、清洗，均要与其他人的分开，避免交叉感染。并且要让宝宝勤洗手，不用脏手、脏衣服等揉擦眼睛。必要时暂时让宝宝别出门，隔离一段时间，待沙眼康复后再出去。

◎坚持治疗，定期检查。宝宝患沙眼后需要及时去医院进行检查、治疗。一般情况，沙眼的治疗需要坚持3~6个月才能见效。所以妈妈要持之以恒，不要因为没有症状了就中断治疗，只有定期检查时医生明确表示不再需要治疗了，才能停止。

急性结膜炎，明目粥养肝护眼

急性结膜炎，即我们俗称的"红眼病"，是一种细菌或病毒感染引起的急性传染性眼炎。一年四季均可发生，以春夏季节多见。本病传染性极强，只要健康的眼睛接触到了病眼的眼屎或眼泪污染过的东西，不管是毛巾、手帕、脸盆，还是手、水龙头、门把手等，都会感染。所以红眼病很容易在幼儿园、学校等宝宝集中的地方暴发流行。

红眼病发病后，眼部会出现明显红赤、眼睑肿胀、发痒、畏光、流泪、眼屎多等症状，一般不会影响视力。但是当细菌或病毒感染影响到角膜时，则会使畏光、流泪、疼痛症状加重，造成一定程度的视力下降。妈妈们可以在遵医嘱用药的情况下，帮助宝宝做好日常调养工作，减轻宝宝不适症状，加速痊愈。

饮食调养

患急性结膜炎的宝宝宜多吃富含优质蛋白、矿物质和维生素，且性质平或凉的食物。比如可以吃糙米、标准小麦粉、玉米、绿豆等谷物类食物，忌食易生痰化热的糯米食品；可以吃梨、猕猴桃、西瓜、香蕉、苹果、甘蔗、莲子等水果，少吃或不吃荔枝、龙眼、桃、樱桃等性热的水果；可以吃白萝卜、苦瓜、冬瓜、番茄、茭白、油菜、菠菜、莴苣等蔬菜，忌食葱、姜、蒜、韭菜、辣椒、香椿芽等；可以吃猪肉、鸡肉、鸭肉、鲫鱼、甲鱼、鸡蛋、牛奶等，忌食羊肉、牛肉、虾、螃蟹等不利于清热排毒的食物。除此之外，可适当使用白菊花、薄荷、决明子、鲜芦根、绿茶等清热排毒、利湿消炎的药食两用类材料。

明目粥　白菊花、枸杞子、决明子各10克，粳米50克，冰糖适量。白菊花、枸杞子、决明子洗净，放入砂锅，加水煎煮30分钟，去渣取汁；粳米淘洗干净。药汁倒入锅中，加粳米，酌情加适量水，大火煮沸，转小火熬煮成粥，加冰糖，继续煮至粥熟烂即可。有疏风清热、明目平肝等功效，对于急性结膜炎有辅助治疗作用，适用于1岁以上宝宝。

白菊黄豆汤　白菊花、桑叶各15克，黄豆30克。白菊花、桑叶洗净，放入砂锅中，加水小火煎汤，去渣取汁；黄豆淘洗干净。药汁倒入锅中，加黄豆，酌情加适量水，大火煮沸，转小火炖至黄豆熟烂即可。有散风热、平肝阳、明目解毒、润肺凉血等功效，可以防治急性结膜炎，适用于3岁以上宝宝。

推拿调养

患急性结膜炎时，推拿作为辅助疗法，可以起到从根本上调理气血、疏通经络、泻热清火等作用，进而发挥促进眼部健康的功效。

按揉护眼穴　取攒竹、睛明、四白、太阳、丝竹空穴。妈妈洗净双手，

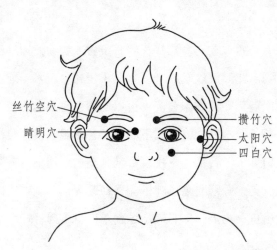

用指腹按揉以上穴位各 36 次。这 5 个穴位属于护眼穴，有疏通眼周气血、泻热明目等功效，每日 1 次，一直按揉至急性结膜炎痊愈为止。

按揉足部反射区眼穴　用拇指指腹按揉左右两侧各 3 分钟即可。足部反射区眼穴是与眼部相应的足部区域，按摩此处，可以调节眼部功能，增强眼部防治疾病的能力，缓解急性结膜炎。

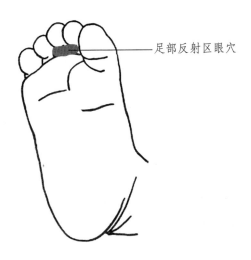

足部反射区眼穴

宝宝健康加油站

　　◎尽快就诊。宝宝一旦出现急性结膜炎的症状，要尽快到医院就诊，明确病原微生物的类型，选择适宜的抗生素药。抗生素对细菌性结膜炎效果极好，对病毒性结膜炎虽无疗效，但有预防细菌感染的作用。同时，炎症未消退时，忌用激素类眼药，如果有必要使用，听从眼科医生的建议，妈妈遵医嘱给宝宝用药即可。不过等宝宝痊愈后，用过的眼药水、眼药膏等均应丢弃，不宜再留着以备下次使用或他人使用，以免交叉感染。

◎做好护理。由于患急性结膜炎时眼部分泌物较多，所以在依靠药物治疗，饮食、推拿辅助治疗的同时，还要做好眼部护理，使其保持清洁。急性结膜炎初期，宜做冷敷，有助于红肿消退。急性结膜炎较为严重时，会有畏光、流泪等症状出现，此时妈妈要让宝宝避光、避热，减少宝宝用眼时间，让宝宝尽量休息。出门可以戴儿童太阳眼镜，避免阳光、风、尘等刺激，加重病情。除此之外，为了使眼部分泌物排出畅通，降低局部温度，不利于病菌繁殖生长，眼部不可包扎或戴眼罩。让宝宝勤洗手，不用手揉眼睛等。

睑腺炎，饮食调理加划背法

睑腺炎，俗称麦粒肿、针眼，儿童时期常见的眼科疾病，是睫毛毛囊附近的皮脂腺或睑板腺的急性化脓性炎症，多由金黄色葡萄球菌引起。睑腺炎初起时，宝宝眼睑边缘会出现局限性红肿，因为疼痛，宝宝通常不让别人触摸。3~4 天后，红肿的中央部位的皮肤颜色转变为黄白色，并可看到脓头。如果脓头自行溃破或经手术引流将脓液排出后，红肿会很快消退，睑腺炎也随之痊愈，整个病程约持续 1 周。

临床上，睑腺炎可以分为内外两种。外睑腺炎为蔡氏腺的急性化脓性炎症，初起睑缘部呈局限性充血肿胀，2~3 日后形成硬结，胀疼和压痛明显，以后硬结逐渐软化，在睫毛根部形成黄色脓疱，穿破排脓迅速。症状严重者会出现畏寒、发烧等全身症状。内睑腺炎为睑板腺的急性化脓性炎症，临床症状不如外睑腺炎猛烈，处于发炎状态的睑板腺被牢固的睑板组织所包围，在充血的睑结膜表面常隐约露出黄色脓块，可能自行穿破排脓于结膜囊内，睑板腺开口处可有轻度隆起，充血，也可沿睑腺管通排出脓液，少数可有从皮肤而穿破排脓，如果睑板未能穿破，同时致病的毒性又强烈，则炎症扩大，侵犯整个睑板组织，形成眼睑脓肿。

患了睑腺炎之后要及时治疗，因为早期症状轻微，通过局部治疗往往就能控制其发展，炎症可很快消退而治愈。除了遵照医嘱，为宝宝使用药物外，还可以通过以下方法进行辅助治疗，使宝宝尽快康复。

饮食调养

其实宝宝患睑腺炎时饮食注意事项比较容易做到，因为宝宝本身就不能吃辛辣刺激性食物。不过妈妈要注意的是，除了葱、姜、蒜、辣椒属于辛辣刺激性食物外，洋葱、韭菜、韭黄等也在此列。同时，妈妈要避免宝宝食用肥甘厚腻、腥膻发物，比如肥肉、火腿、巧克力、蛋糕、红枣、核桃干、柿子饼、螃蟹、虾、黄鱼、鳗鱼、鳝鱼、香椿芽、羊肉、牛肉等。总体注意清淡、营养均衡，适当增加冬瓜、苦瓜、黄瓜、白萝卜、绿豆、西瓜、梨等性凉清热食物的摄入量即可。除此之外可以多饮汤水，让热毒随小便而解。

肉末蒸冬瓜 冬瓜 300 克，猪瘦肉 30 克，盐、生抽各适量。冬瓜去皮、瓤，洗净，切厚片，放入盘中；猪瘦肉切小丁，放入碗中，加盐搅拌均匀，腌制 5 分钟。猪瘦肉铺在冬瓜上，放入蒸锅隔水蒸至肉熟、冬瓜透明，取出淋少许生抽调味即可。除了富含营养之外，还能清热解毒、利水消肿，帮助缓解睑腺炎的症状，适用于 1 岁以上宝宝。

黄瓜梨汁 黄瓜半根，梨 1 个，冰糖适量。黄瓜用盐搓洗干净，切成小块；梨用盐搓洗干净，去蒂、核，切成小块。黄瓜、梨放入破壁机内，加冰糖，400 毫升白开水或矿泉水，搅打成果汁，滤渣取汁即可，适用于 9 个月以上宝宝，不加冰糖适用于 6 个月以上宝宝。

推拿调养

划推背法 让宝宝呈俯卧位，露出背部，妈妈用点穴棒或拇指指腹，沿着肩胛骨内侧边缘，自上而下划推 3 次，每日早晚各 1 次。可以两侧一起划推，也可以一边划推完再划推另一边。足太阳膀胱经起始于目内眦角睛明穴，肩胛骨内侧部位到腰部是足太阳膀胱经所走行的背部区域，从上而下划推，可以让热毒顺着经脉下行排出，所以常用划推背法，可以清热解毒，促进睑腺炎痊愈。

按压二间穴 妈妈固定宝宝手部，露出食指靠近拇指侧边缘，用拇指端按压二间穴6秒，放手休息1秒，再按压6秒，如此重复30次。有解表清热、排脓解毒功效。二间穴是防治睑腺炎的要穴。

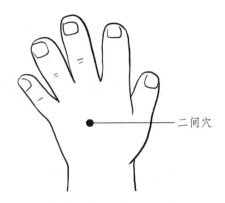

二间穴

 宝宝健康加油站

◎注意卫生。睑腺炎是细菌引起的眼部疾病，所以要注意卫生。比如局部用手，妈妈要防止宝宝用不干净的手揉眼睛；妈妈在给宝宝洗脸时，可以着重清洗一下睫毛根部；擦眼睛的时候要用干净且柔软的手帕。

◎注意排脓。宝宝患睑腺炎后，千万不能挤压或用未消毒的针过早切开，因为眼睑血管丰富，很多血管是相通的，如果没有处理好很容易造成炎症扩散，有可能引发眶蜂窝织炎（眼眶内软组织的急性炎症）、海绵窦血栓（海绵窦是垂体窝和鞍背两侧硬脑膜两层间不规则的腔隙）形成败血症等。如果脓肿形成并出现脓点，妈妈应带宝宝去医院处理。如果脓肿自行溃破，妈妈可以用医用棉球轻轻拭去，保持局部卫生。

◎遵医嘱用药。患睑腺炎后，妈妈不要给宝宝自行使用抗生素，而是要去医院，经过医生诊断之后遵医嘱用药。病愈后，看医生检查结果判断是否有继续用药1周防复发的必要。

中耳炎，饮食调养加按摩可缓解

中耳炎是由于中耳内发生了细菌感染而出现的一种累及中耳（包括咽鼓管、鼓室、鼓窦及乳突气房）全部或部分结构的炎性病变。可以分为化脓性和非化脓性两种类型。非化脓性中耳炎包括分泌性中耳炎、气压损伤性中耳炎等，化脓性中耳炎有急性和慢性之分。

一般情况下，感冒、给宝宝擦鼻涕方法不恰当、液体进入中耳、宝宝仰卧位吃奶、被迫吸入二手烟等，都容易刺激中耳，引发中耳炎。所以如果有这些诱发因素，又发现宝宝存在精神不振、食欲减退、总是揉耳朵、反应迟钝、耳道有液体流出等现象时，妈妈要考虑宝宝患有中耳炎的可能，及时带宝宝去医院检查。否则情况再严重，宝宝容易出现高烧、哭闹不安、拒食、面色发灰、听力下降、耳痛，同时伴随恶心、呕吐、腹泻等症状，导致多种并发症。

饮食调养

宝宝患中耳炎后，饮食以温热、清淡、易消化的食物为主。忌食有聚湿生痰、助热化火作用的食物。比如姜、蒜、辣椒、香菜、胡椒、羊肉、鱼、虾、蟹、鸡蛋等。除此之外，要少吃或不吃冷饮，比如冰凉的水果、冰淇淋、冰镇饮料等。同时，要适当增加清热解毒、利湿排脓的食物。比如香蕉、西瓜、枇杷、梨、芹菜、白菜、茭白、黄瓜、冬瓜、豆腐、小米、绿豆、黄豆等。

白菜猪肉丸 白菜、猪肉各 50 克，淀粉、橄榄油、糖、盐、料酒各适量。白菜洗净，剁碎，放入盆中，加少许盐，用手搓出水分，把水倒掉，白菜用清水冲洗干净，用网筛捞起菜碎，挤干水分；猪肉洗净，控水，切成肉末，放入大碗中，加盐、糖、料酒（调料少放，使肉稍微有味道即可），搅拌均匀。猪肉倒入白菜盆中，加淀粉、橄榄油搅拌均匀，用手搓成肉丸，放入沸水锅中，用中大火煮至肉丸浮起，再稍煮片刻，查看肉丸是否熟透，熟透后关火即可。有滋阴润燥、清热排毒等功效，对于中耳炎有调理作用，适用于 8 个月以上宝宝。

赤小豆冬瓜汤 赤小豆 30 克，冬瓜 300 克。冬瓜去皮、瓤，洗净，切块。赤小豆洗净，放入清水浸泡 30 分钟。砂锅中倒入适量水，放入冬瓜、赤小豆大火煮沸，转小火，盖上盖慢煲至赤小豆熟烂即可。有健脾利湿、凉血解毒、利尿消肿、消炎等功效，适用于 8 个月以上宝宝。

推拿调养

揉听宫 宝宝呈仰卧位，妈妈用中指指腹按揉宝宝听宫穴 2 分钟，力度以宝宝感觉舒适，没有抗拒为宜。有聪耳开窍、宁神止痛等功效，对于中耳炎有调理作用。

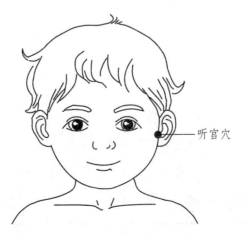

听宫穴

揉耳门 宝宝呈仰卧位，妈妈用拇指指腹轻轻用力按压耳门穴1分钟，然后自上而下推耳前18次。有开窍聪耳、泄热活络等功效。可以防治中耳炎及其导致的听力下降、耳痛等症状。

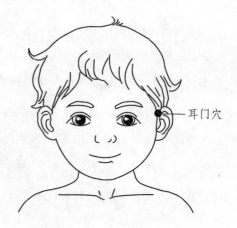

耳门穴

宝宝健康加油站

◎耳道内滴药注意方法。耳道内滴药是治疗中耳炎的重要方法，滴药之前应该固定好宝宝的头、胳膊和腿部，不要让宝宝乱动，以免损伤耳道。对于小宝宝，妈妈可以将其放在床上，呈仰卧位，使其头偏向一侧，固定，同时固定住宝宝的胳膊、腿，再滴药。如果是大宝宝，可以用同样的方法滴药，也可以说服宝宝，让其不要动，争取宝宝配合之后再滴药。

◎日常预防。宝宝感冒后要及时治疗，以免肺炎球菌、流感嗜血杆菌等引发中耳炎；妈妈给宝宝擦鼻涕方法要恰当，两个鼻孔不要同时捏住给宝宝擤鼻涕，可以用手帕擦干净流出来的鼻涕，再用棉签轻轻按压一侧鼻孔，促使鼻涕排出，清理完一侧后再清理另一侧，避免鼻涕中所含的病毒、细菌到达咽鼓管，引发中耳炎；游泳、洗澡时要避免水进入耳朵，进水后及时用面巾纸吸水；注意婴幼儿的吃奶姿势，避免平、仰卧位吃奶，以免奶汁经咽鼓管呛入中耳引发中耳炎；不要当着宝宝的面吸烟，尽量降低宝宝吸二手烟的机会。

口腔溃疡，补充维生素加按摩

口腔溃疡是宝宝日常中最易患的一种口腔黏膜疾病，1~6 岁的宝宝发病率尤其高。这是因为宝宝的口腔黏膜薄而嫩，很容易被过热的食物烫伤，或者被过硬的食物硌伤，继而发生感染，导致口腔溃疡。除此之外，缺乏维生素 C 和 B 族维生素、细菌感染、食积内热、脾胃虚寒等也容易导致口腔溃疡。一旦溃疡面形成，宝宝所吃进食物的化学成分就会对溃疡面产生刺激，引起创面疼痛，出现拒食、烦躁，甚至发热等症状，直接影响宝宝身体健康。因此在宝宝发生口腔溃疡后，除了要做好口腔的清洁护理之外，还要及时进行治疗。

饮食调养

宝宝患口腔溃疡时，饮食要以富含维生素、清淡、软烂、易消化的食物为主。比如新鲜的蔬菜、水果、面条、汤、粥等。忌食刺激性食物，包括葱、姜、辣椒、咖喱、柠檬、咸鱼、咸菜等口味相对刺激的食物，也包括炸鸡腿、炸牛排、坚果等对口腔黏膜刺激较大的坚硬食物。除此之外，要避免食用巧克力、面包末、土豆泥、鸡蛋黄、糯米粉等粘糯的食物，这些食物容易附着在溃疡面，影响溃疡创口恢复。

白萝卜鲜藕汁　白萝卜、鲜藕各 1 块。白萝卜、鲜藕分别洗净，去皮，切块，放入榨汁机中，加适量白开水搅打成汁即可。对于已经懂事的宝宝，可以让其先含漱 2 分钟左右吐掉，再喝。对于还无法进行有效沟通的宝宝，可以直接让其喝掉。有下气和中、散热消积等功效，可以防治食积内热导致的口腔溃疡，适用于1岁以上宝宝，脾胃虚寒的宝宝不宜饮用。

青苹果汁或苹果汤　青苹果汁是用青苹果1个，洗净，切丁，放入杯中，加沸水冲泡，让宝宝饮用。其富含维生素C，而且酸爽的味道可以刺激唾液分泌，防治口腔溃疡的同时缓解其造成的口干、发苦等症状。苹果汤是用任何苹果都可以，洗净，去蒂、核，切块，放入锅中，加水大火煮沸，转小火煲至苹果软烂，让宝宝喝汤吃苹果，有生津润肺、调理脾胃等功效，可以防治脾胃虚寒导致的口腔溃疡。两者均适用于6个月以上宝宝。

推拿调养

宝宝口腔溃疡经常反复，且与体内有湿热、上火等有关时，可以通过以下方法进行调理，不仅可以缓解口腔溃疡的症状，坚持下去还能总体泻湿热、调和脾胃。

清心经　妈妈一只手固定宝宝手部，使其掌心朝上，用另一只手的拇指指腹从宝宝中指末节推向指尖300次。有清热、退心火的功效，可以缓解心火上炎造成的口腔溃疡，还能缓解其导致的发热、面色潮红、小便短赤等。

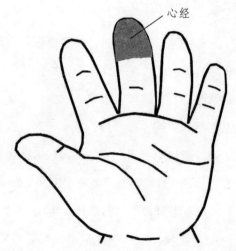

心经

小儿推拿　饮食调养　孩子健康少生病

清胃经 妈妈一只手固定住宝宝手部，使其拇指外侧朝上，用另一只手的拇指指腹从宝宝掌根大鱼际外侧缘向拇指指根处推400次。有清中焦湿热、和胃降逆、泻胃火、除烦止渴等通宵，可以缓解湿热、上火、脾胃不和等导致的口腔溃疡。

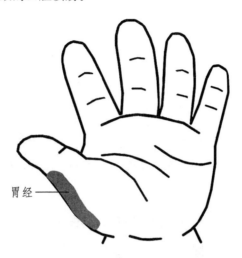

胃经

 宝宝健康加油站

◎注意口腔卫生。妈妈要帮宝宝养成早晚刷牙、饭后漱口的好习惯，可用温盐水、生理盐水等漱口，以减少口腔细菌，一方面可以防治口腔溃疡、牙齿不洁的问题，另一方面也能防止发生口腔溃疡后因食物残渣加重而继发的感染。

◎养成良好的生活规律，避免过度紧张。妈妈要帮助宝宝养成按时睡觉、按时起床的作息习惯，让宝宝有充足的睡眠，避免过度劳累。同时不要给学龄期的宝宝过多的学业负担和压力，培养其自我心理调节能力，保持心情舒畅，以免因为情绪因素影响神经、消化系统，导致口腔溃疡发生。

鹅口疮，番茄汁加按摩效果好

　　鹅口疮是新生儿、婴幼儿时期常见的一种口腔疾病，是口腔炎的一种。因为常常在口腔里出现白得像雪一样的白色假膜，所以也称为"雪口病"，比较容易辨认。鹅口疮大多是由白色念珠菌引起的，比如宝宝营养不良、长期使用抗生素或者是类固醇激素、腹泻，以及接触了感染白色念珠菌的食物、衣物、玩具等，都容易导致宝宝患上鹅口疮。

　　鹅口疮初起时口腔黏膜表面有白色乳凝块样小点或者小片状物，有可能会逐渐融合成片，因为宝宝一般无明显疼痛，不影响吃奶，也没有全身症状，所以很容易被妈妈们忽视。当宝宝出现发热、拒食、吞咽困难等症状时，妈妈要及时检查宝宝的口腔，如有鹅口疮的症状应及时带宝宝去医院进行检查治疗。因为当宝宝整个口腔被白色斑膜覆盖，甚至蔓延到咽喉、气管、食管、肺等，会成为一种危及宝宝生命的疾病，妈妈们一定要重视。

饮食调护

　　宝宝患鹅口疮后，要忌食上火、发物、海鲜类易过敏的食物。适当增加富含优质蛋白质和维生素的食物，比如动物肝脏、瘦肉、新鲜的蔬菜、水果等。总体以清淡、易消化吸收为主。

　　番茄汁　番茄1个，洗净，放入沸水中浸泡1下，捞出去皮，去蒂，切块，放入榨汁机中榨汁或用洁净的纱布绞取汁液均可。每次1匙，每日数次，喂给宝宝服用。有清热解毒、生津止渴等功效，可以泻脾胃积热，缓解鹅口疮的症状，适用于 4 个月以上宝宝。

银耳西瓜羹 银耳半朵，西瓜 1 块。银耳用温水泡发，去蒂，洗净，切成碎末；西瓜皮、瓤分开，皮用盐水搓洗干净，瓤去籽、绞取汁液。银耳、西瓜皮放入锅中，加水大火煮沸，转小火煮至银耳黏稠，盛出，去西瓜皮，倒入西瓜汁搅拌均匀。有清热解暑、滋阴生津、润肺养胃等功效，可以辅助调理鹅口疮，适用于 4 个月以上宝宝。

推拿调养

通过推拿方法防治鹅口疮，建议从清热泻火的角度进行。坚持一段时间对于缓解鹅口疮会有很好的效果。

清天河水 妈妈一只手固定宝宝的手部，另一只手的食指、中指并拢，二指指腹自腕横纹推向肘横纹 100~500 次。有清热解表，泻火除烦等功效。

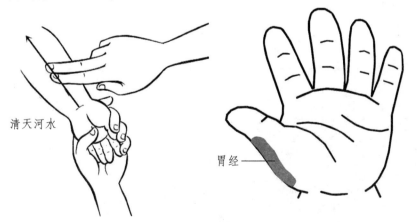

清天河水

胃经

清胃经 妈妈一只手固定宝宝的拇指，用另一只手的拇指端自小儿大鱼际桡侧缘从掌根向拇指根方向直推 100~500 次。有清热化湿、和胃降逆、除烦止渴等功效。

◎及时治疗。宝宝患鹅口疮后，有些妈妈会用手、布或棉签帮宝宝擦洗口腔中的白色絮状物，这种做法是徒劳的，没有经过系统治疗去除真菌，即使表面擦掉了，过几天又会繁殖起来，影响宝宝健康。而且擦拭有可能损伤宝宝口腔黏膜，容易形成创口，引起更大的影响，所以及时就医，遵医嘱用药才是治疗宝宝鹅口疮的大前提。

◎注意口腔清洁。凡是与宝宝口腔接触的东西，比如奶瓶、奶嘴、勺子等，均要消毒；对还在喝母乳的宝宝来说，妈妈要保持乳头、乳晕清洁；患病期间，妈妈要尽量避免宝宝吃手的习惯，并且要帮宝宝做好手部清洁。

◎把吃奶、喝水放在涂药之前进行。宝宝吃奶、喝水均要放在涂药之前，以免冲掉口腔中的药物。

◎密切观察。妈妈要注意观察宝宝口腔黏膜的白屑变化，如果发现宝宝烦躁、发热、口臭、流涎、便秘、吸吮时啼哭、吞咽困难、呼吸困难等症状，要及时送去医院处理。

过敏性鼻炎，开天门、搓鼻梁有帮助

急性鼻炎、过敏性鼻炎、慢性单纯性鼻炎等，这些困扰着身体健康的鼻炎不是成年人的专利，宝宝也会受到鼻炎的困扰。其中最常见也最顽固的，当属小儿过敏性鼻炎。

过敏性鼻炎也被称为变应性鼻炎，与家族遗传、过敏环境影响、食物中的过敏原物质等因素密切相关。临床上，过敏性鼻炎常常表现为阵发性喷嚏，每次多于 3 个，常在清晨、夜晚或者接触过敏原后出现；清水样鼻涕，有时可不自觉从鼻孔滴下；间歇或持续，单侧或双侧，轻重程度不一的鼻塞、鼻痒等症状。如果是花粉过敏导致的鼻痒，一般可同时伴随眼痒、耳痒和咽痒。

饮食调养

在治疗过敏性鼻炎的过程中，饮食调养非常重要。患有过敏性鼻炎的宝宝要忌食容易导致上火、过敏的食物，比如辣椒、韭菜、肥肉、虾、螃蟹、咸菜等，以免导致过敏性鼻炎症状加重。适当增加新鲜蔬菜、水果的摄入量，以补充维生素和矿物质。同时可以增加银耳、花生、核桃、松子、山药、红枣、莲子等补益气血、滋阴润肺食物的摄入量。

百合大枣粥 百合 30 克，大枣 8 枚，粳米 50 克，冰糖适量。百合、大枣、粳米淘洗干净，放入砂锅中，加适量水熬煮成粥，加冰糖煮至溶化即可。有滋阴润肺、补益脾胃的功效，可以提高抵抗力，降低过敏概率，适用于 1 岁以上宝宝。

辛夷豆腐汤　辛夷 15 克，豆腐 100 克。辛夷洗净，豆腐切丁。锅中倒入适量水，放入辛夷、豆腐大火煮沸，转小火炖至汤成即可。有通鼻窍的功效，可以缓解过敏性鼻炎导致的鼻塞、头胀痛、流涕等，适用于 3 岁以上宝宝。

薄荷苏叶饮　鲜薄荷叶 5 克，苏叶 15 克，冰糖少许。鲜薄荷叶、苏叶洗净，放入锅中，加水煮沸，去掉薄荷叶、苏叶，加冰糖煮至冰糖溶化即可。有通鼻窍的功效，适用于 6 个月以上宝宝。

白芷红枣鸡肉粥　白芷 15 克，红枣 5 颗，鸡肉 60 克，粳米 50 克，葱白、姜、盐各适量。白芷、红枣、葱白、姜分别洗净，放入锅中加水煎汤，去掉白芷、葱白、姜，保留红枣和汤备用；鸡肉洗净，切丝，放入沸水锅中焯至断生；粳米淘洗干净，放入清水中浸泡 1 小时。粳米放入汤锅中（根据剩余汤汁的量考虑是否还需要加水），大火煮沸，转小火煮至粥将成，加入鸡肉继续煮至粳米熟烂，加盐调味即可。有补血益气、祛风散寒等功效，对于天气寒凉时诱发的过敏性鼻炎有良好的调理作用，适用于 3 岁以上宝宝。

推拿调养

揉印堂穴　让宝宝仰卧或正坐，妈妈用拇指指腹按揉印堂穴，先顺时针按揉 1 分钟，再逆时针按揉 1 分钟，力度适中，以宝宝没有抵抗为宜。有明目通鼻、疏风清热、宁心安神等功效，对于宝宝过敏性鼻炎有缓解作用。

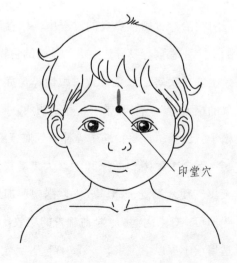

印堂穴

小儿推拿　饮食调养　孩子健康少生病

开天门 让宝宝呈仰卧位，妈妈用双手拇指指腹自下而上交替直推30~50次。有疏风解表、畅通鼻窍等功效。

搓鼻梁 让宝宝呈仰卧位，妈妈用食指、中指指腹沿鼻通穴与迎香穴之间的鼻梁，上下稍压，来回搓动按摩2分钟左右。有疏散风热、通利鼻窍等功效。

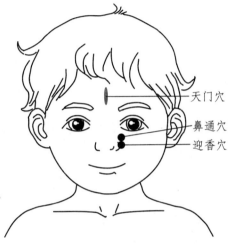

天门穴

鼻通穴
迎香穴

 宝宝健康加油站

◎注意鼻部卫生。妈妈要嘱咐宝宝不能总用手抠鼻子，要注意手部清洁，勤洗手。如果有鼻涕，要及时用柔软的毛巾擦拭干净，擦拭时不可太用力，以免破坏鼻黏膜。除此之外，还要注意家居卫生，保持整洁，而且宝宝接触的毛巾、床上用品、地毯等，都要定时清洗、暴晒，降低尘螨存在的概率。

◎减少冷空气对鼻黏膜的刺激。长期让冷空气刺激鼻黏膜，尤其是鼻炎患者，一到秋冬季节便容易患感冒、过敏等，引发过敏性鼻炎。所以天气寒冷时可以减少宝宝室外活动时间，或者戴口罩、围巾等。

Part5 宝宝五官常见病，食疗按摩恢复快

Part6　宝宝肠胃不适，食疗按摩双管齐下

宝宝肠胃不适几乎可以说是宝宝成长过程中无法避免的，也是通过食疗、按摩可以快速缓解、促进痊愈的。所以妈妈们要善用食疗、按摩，让宝宝摆脱肠胃不适，变得胃口好、消化好、身体棒。

积滞，麦芽饮加揉板门

宝宝的脾胃功能薄弱，消化能力不强，如果不注意乳、食调节，喂养不当，很容易引起消化不良。而且宝宝年龄尚小，遇到喜欢吃的东西往往不懂节制，如果妈妈也不进行限制，很容易因此而导致宝宝积滞，出现不思乳食、食欲不振、腹部胀满、恶心、呕吐、腹泻等症状，如果此时不及时消食化滞，很容易造成积滞化热，出现面色萎黄、胸腹及手足心灼热或低热、潮热盗汗、心烦易怒、睡眠不安、大便干结、小便短黄等症状。此时妈妈不仅要帮宝宝消食化滞，还要清热祛火。

饮食调养

宝宝积滞伤食后，可以给宝宝增加大麦及大麦芽、苹果、番木瓜、山楂、番茄、白菜的摄入量。因为这些食物中富含淀粉酶、纤维素、番茄素、番木瓜蛋白酶等营养元素，可以增加胃液分泌，促进胃肠蠕动，帮助宝宝消化，改善积滞伤食导致的相关症状。

山楂粥 山楂 30~40 克，粳米 100 克，白砂糖适量。山楂洗净，放入砂锅中煎取浓汁，去渣，将淘洗干净的粳米，放入熬煮成粥，加白砂糖调味即可。代替主食给宝宝食用，消积滞效果尤其好。

麦芽饮 麦芽 30 克，白糖适量。麦芽洗净，去除杂质，放入锅中，加水 250 毫升，武火煮沸，转文火煮 25 分钟，过滤，加白糖搅拌均匀即可。代替水给宝宝饮用，对于因米面类食物导致的积滞伤食效果明显。

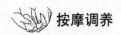 **按摩调养**

在人体中，有不少经络、穴位跟宝宝的肠胃密切相关，对它们进行按摩，可以更好地促进宝宝的肠胃蠕动，帮助宝宝缓解积滞伤食的相关症状。

揉板门穴　妈妈以左手握住宝宝的小手，右手拇指蘸取少许按摩油，轻轻按摩宝宝的大鱼际平面中点，力度适中按揉 3~5 分钟即可。可以起到健脾和胃、消食化滞、运达上下之气的功效，对于缓解积滞伤食，以及其导致的食欲不振、呕吐等效果良好。

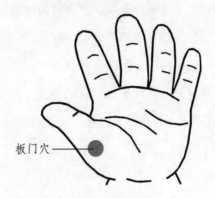

板门穴—

补脾经　在宝宝的拇指螺纹面做顺时针旋推，或将宝宝的拇指屈曲，循拇指桡侧边缘向指根方向直推 3~5 分钟即可。可以起到健脾胃、补气血的功效，对于脾胃虚弱引起的积滞伤食效果明显。

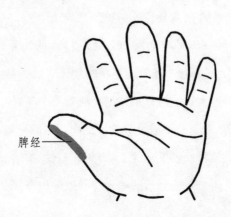

脾经—

清大肠经 妈妈用一只手托住宝宝的手掌，暴露桡侧缘，然后用另一只手的拇指指腹从宝宝手掌虎口推向食指指尖100~300次。有清利肠腑、除湿热、导积滞等功效，对宝宝积滞有很好的调理作用。

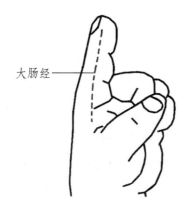

大肠经

宝宝健康加油站

◎帮助宝宝养成良好的饮食习惯。宝宝自控能力差，喜欢吃的东西会多吃点，不喜欢吃的东西可能一点都不碰。妈妈要帮助宝宝养成良好的饮食习惯，尽量做到三餐定时定量，饮食多样化，营养均衡全面。

◎缓解宝宝上火。上火非常容易造成宝宝食不下咽、积滞伤食，所以妈妈平时要多给宝宝补充水分，增加新鲜水果、蔬菜的摄入量，少给宝宝食用油腻、生冷的食物。如果宝宝非常爱吃不健康的食物，妈妈可以用改变健康食物的形状、颜色、味道等来吸引宝宝。

◎注意保暖及卫生。注意腹部保暖，不要使胃肠道受寒冷刺激，同时尽量减少呼吸道感染。注意卫生，养成宝宝饭前、便后洗手的习惯。注意食物的清洁新鲜。

厌食，捏捏脊背胃口好

日常生活中，有些宝宝对食物非常有兴趣，能够很顺利地进餐，但是有的宝宝对食物没什么兴趣，任你再丰盛的美食宝宝也不感兴趣，这就是厌食了。不过妈妈在简单判断宝宝是否厌食时，需要区分真正的宝宝厌食与假性厌食。所谓假性厌食，是妈妈过分重视宝宝的进食量，又掌握不好宝宝进食量的标准，如果宝宝的进食量达不到大人心目中的标准，便以为孩子有厌食倾向，其实这只是"妈妈觉得宝宝厌食"的一种假象。

同时，每个宝宝的胃口都不一样，有的宝宝对食物的利用率高，有的宝宝对食物的利用率低，也就是说同样的量，对有些宝宝来说正好，对有的宝宝来说就会多了或者少了，这个问题要根据宝宝一向的食量来判断，而不要单纯地和其他孩子作比较。在宝宝的饮食量下，只要身高、体重正常，就不算是厌食。

真正的厌食常与宝宝脾胃有病相关。多是由于宝宝较长时间的食欲不振，进食减少，甚至出现厌恶进食的症状相关。长时间厌食容易影响宝宝的生长发育，造成宝宝日渐消瘦，身高、体重低于同龄儿童，发育缓慢，甚至发展为疳积。临床上根据宝宝出现厌食的程度，将其划分为轻度、中度、重度三种。轻度厌食的进食量仅为平日的1/3，进食时有厌烦感，挑食或偏食；中度厌食为平时进食量的1/2，需要强迫进食；重度厌食则少于平日进食量的1/2，拒绝进食，强迫进食则会出现恶心，需要排除其他慢性疾病，比如结核病、慢性感染、内分泌疾病、肝炎、肠胃炎、胃和十二指肠溃疡、寄生虫、缺铁性贫血、佝偻病等。

中医学认为，在查找致病因素积极治疗的同时，还可以通过健运脾气、养阴益胃来整体调养脾胃，加强营养消化吸收，提振宝宝食欲等，从根本上防治厌食及厌食带来的不良健康影响。

饮食调养

为了防止宝宝厌食，进食要有规律，防止暴饮暴食、饥饱无度或饮食不洁，避免摄入过量非常油腻、甜腻的精细食物和其他不容易消化的食物，比如柿子、李子、生枣、蛤蜊、牡蛎、螃蟹、粽子、年糕、糯米团、汤圆等均不宜大量食用。患厌食之后，除了要坚持以上基本饮食习惯之外，还可以适当增加健脾胃、助消化食物的摄入量，比如新鲜蔬菜、水果、莲子、白扁豆、薏苡仁、芡实、红枣、山楂等。

山楂汤 山楂20克，大枣10枚，鸡内金2个，白糖适量。山楂、大枣、鸡内金分别洗净。山楂、大枣放入砂锅中，加水大火煮沸，加鸡内金、白糖再次煮沸后，转小火煎20分钟。分3次服用，每日1剂，连服3~4剂为一个疗程。有消食积、散瘀滞、健脾理肠等功效，适用于3岁以上宝宝，3岁以下的宝宝用量减半。

蒸白萝卜 白萝卜半根，柿子椒半个，葱丝、姜粉、盐、生抽各适量。白萝卜洗净，切片，摆入盘中，撒葱丝、姜粉、盐，上锅隔水蒸熟，蒸出的水分倒掉。柿子椒洗净，切丁，放入热好橄榄油的炒锅中稍微翻炒，加生抽继续翻炒出香味，放入蒸好的萝卜盘即可。有下气宽中、消食化滞、开胃健脾等功效，适用于1岁以上宝宝。

推拿调养

捏脊 让宝宝趴在床上，夏日可脱去上衣，露出背部，沿其脊椎两旁二指处，用两手拇指、食指和中指从尾骶骨开始，将皮肤轻轻捏起，慢慢地向前捏拿，一直捏到颈部大椎穴，由下而上连续捏五六次为一组，捏第三次时，每捏三下将皮肤向上方提起一次。此法最好坚持每日早晚各做一组。有调阴阳、理气血、和脏腑、通经络、培元气等功效，可以有效防治小儿厌食症状。

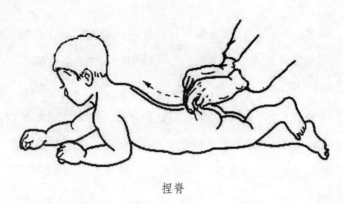

捏脊

掐揉四横纹　妈妈可以一只手固定宝宝的手部，用另一只手的拇指端逐个掐揉四横纹穴，掐 1 次揉 3 次，重复 5 遍即可。或者可以用牙签代替拇指端，点压四横纹 10~20 次。掐揉四横纹可以理中行气、化积消胀、退热除烦。

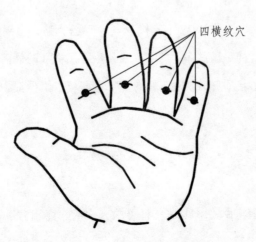

四横纹穴

顺运内八卦 妈妈用一只手固定宝宝手部，使其掌心朝上，用另一只手的拇指指腹顺时针推揉 100~300 次。有行滞消食的功效，适用于缓解宝宝厌食症状。

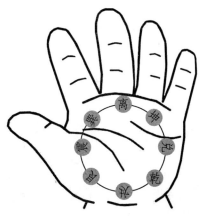

 宝宝健康加油站

◎营造良好的进餐环境。愉快的情绪可兴奋大脑皮层的进食中枢，提高食欲。所以，宝宝进食的环境要舒适、温馨，切忌在孩子进食的时候批评孩子。尽量让孩子自己进食，这样能提高他们进食的兴趣。同时，要丰富食物的种类、颜色、形状等，这些都是吸引宝宝吃饭的要素。

◎严格控制零食。要控制宝宝对零食及饮料的摄入。通常零食和饮料，尤其是碳酸饮料中都含有大量的糖分和热量，零食和饮料摄入过多，势必会影响宝宝的正餐。

◎多带宝宝参加体育锻炼。让宝宝多参加力所能及的家务劳动，进行适当的体育锻炼，这样可以消耗能量，促进消化液分泌，从而增进食欲。

腹泻，食疗按摩缺一不可

腹泻是儿童时期比较常见的疾病，是多病原、多因素引起的以腹泻为主的一组疾病。细菌、病毒、寄生虫、肠道外感染、滥用抗生素、过敏、喂养不当、气候因素等均可能导致宝宝腹泻。多发生于 6~24 个月的婴幼儿，4 岁以上少见。

临床上，腹泻主要特点为大便次数增多和形状改变，比如每天排便 3~10 次，呈黄色水样、蛋花样等。同时可伴有发热、呕吐、腹痛等症状。一般 3~8 天可以自行痊愈，但是如果出现呕吐、腹痛、脱水症状，建议及时去医院检查治疗。

饮食调养

宝宝患有腹泻时，妈妈要注意饮食调理。腹泻患儿原则上不主张禁食，应继续喂养，但也需根据病情灵活掌握。如果宝宝出现频繁呕吐，妈妈应为宝宝暂时禁食禁水，宝宝不吐 1~2 小时后，可以补充口服补液盐溶液（ORS），或者喝一些温水和小米汤，观察一下，再不吐的话可以酌情加一些流质食物。如果呕吐严重，可以根据病情采用静脉输液，纠正脱水及电解质紊乱，一旦病情好转，病儿有食欲，可及早恢复正常饮食。同时，要避免高纤、辣味、酸性、油腻、寒凉生冷、乳品等食物，以免刺激胃肠、化生湿热。

姜茶饮 生姜 10 克，绿茶 3 克，红糖少许。生姜、绿茶加水 150 毫升，煮沸后加红糖即可。日常给宝宝代茶饮用，可以起到振奋脾阳、调和胃气的作用，能调节胃肠蠕动频率，改善腹泻症状。此外，茶叶还具有收敛固涩、抗菌的作用，对细菌、病毒性腹泻起到一定抗菌解毒止泻的效果，适用于 1 岁以上宝宝。

山药蛋黄粥 山药 100 克，鸡蛋 1 个。山药去皮、捣碎，放入锅中，加适量水，大火煮沸，转小火煮 10 分钟。鸡蛋取蛋黄，加入山药中，再煮 3 分钟即可。有补中益气的功效，能增强小肠吸收功能，调节胃肠蠕动频率，改善腹泻症状，适用于 6 个月以上宝宝。

推拿调养

小儿推拿对于病毒感染性腹泻疗效较好，推拿治疗一般每日 1 次，较重时可每日 2 次，一般治疗 3~5 日可见效。

推三关 妈妈一只手握住宝宝手部，另一只手以拇指桡侧缘或食、中指面自腕横纹推向肘横纹，推 100~300 次。有温阳散寒、补益气血、发汗解表等功效。可用于治疗由寒湿导致的腹泻。

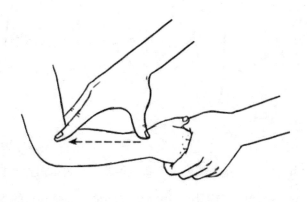

推三关

推胃经　妈妈用一只手固定宝宝手部，用另一只手的拇指指腹从指根向手掌方向直线推动 200 次。有泻热除湿的功效，对于以腹痛即泻，粪便色黄褐、味臭，肛门灼热，口渴，尿少色黄为主要症状的湿热型腹泻有很好的调理作用。

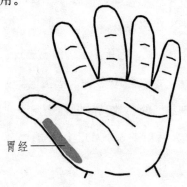

胃经

摩腹　宝宝腹泻时，妈妈搓热手掌，以肚脐为中心，用掌心轻轻按摩宝宝腹部，逆时针摩 5 分钟。逆时针摩腹为补法，能健脾止泻，适用于脾虚、寒湿型的腹泻。

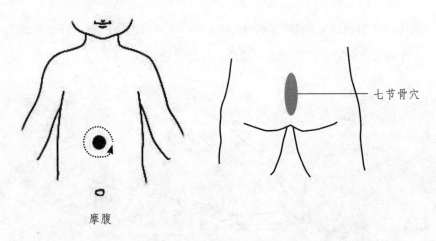

摩腹

七节骨穴

推七节骨　让宝宝呈俯卧位，露出腰部，妈妈用拇指指腹自下向上做直推法 100~300 次。有温阳止泻的功效，对于虚寒导致的腹泻和久泻不止有很好的调理作用。

◎注意饮食卫生。给宝宝食用的食物应新鲜、清洁，不给宝宝吃生冷、变质及不干净的食物，避免其暴饮暴食。饭前、便后帮宝宝洗手，餐具要卫生。同时要尽量保证宝宝乳食有节、饥饱有度。

◎提倡母乳喂养。1岁以内的宝宝，提倡母乳喂养。尤其是宝宝腹泻期间，可以通过母乳补充营养、水分，促进腹泻痊愈。同时妈妈要做好乳头清洁工作。已经开始添加辅食的宝宝，腹泻期间辅食应以流质、半流质、温热、软烂的食物为主。

◎勤换尿布，保持皮肤清洁干燥。如果宝宝腹泻较为严重，妈妈应勤换尿布，保持臀部皮肤的清洁干燥。每次大便后，要用温水帮宝宝清洗臀部，并擦爽身粉，防止发生红臀。已经不要尿布的宝宝遵循便后清洗臀部的方法操作即可。

◎主动防疫。一旦发现和宝宝经常玩耍的小朋友患有传染性腹泻，一定要远离，等恢复后再一起玩，以免造成多人传染。对于轮状病毒性腹泻，可以主动接种轮状病毒疫苗进行预防。

Part6 宝宝肠胃不适，食疗按摩双管齐下

痢疾，症状不同调理方法有区别

痢疾是肠道传染性疾病，大多流行在夏、秋季节，多见于2~7岁儿童。宝宝外感湿邪疫毒，内伤饮食不洁等均容易感染痢疾。宝宝患痢疾后，轻者常以发热、腹痛、便后有下坠感及伴有黏液便或脓血便为主要症状；重症者可突发高烧、昏迷、抽筋、呼吸不畅等中毒性脑病症状。有的甚至会出现面色苍白、发绀、四肢冰冷、脉搏细弱等休克现象，如果不及时送医院抢救治疗，会导致生命危险。所以当宝宝出现痢疾的时候，要及时送医院进行治疗。在医生治疗的同时，通过以下方法进行调理效果会更好。

中医学认为，痢疾分为湿热痢、寒湿痢、久痢、虚寒痢4种，不同的类型其对应的饮食、推拿手法也不尽相同。虽然近年来随着环境卫生的管理和卫生意识的提高，本病的发病已逐渐减少，但是仍有宝宝患病，所以妈妈们作为了解也是十分有必要的。

饮食调养

宝宝患有痢疾后，要总体调补脾胃，之后再分型调理。湿热型痢疾以发热、腹痛剧烈、便下赤白、量少而频、里急后重、便时哭闹不安、肛门灼热、烦渴、小便短赤、舌红唇干、舌苔黄腻为主要症状，饮食调理时宜增加清热利湿食物的摄入量，比如洋葱、冬瓜、黄瓜、芹菜、马齿苋、玉米、扁豆、绿豆、鲫鱼等；寒湿型痢疾以腹痛隐隐、便下白色黏冻、白多红少、食少神疲、畏寒腹胀、舌苔白腻等为主要症状，饮食调理宜增加温寒化湿食物的摄入量，比如薏苡仁、赤小豆、白扁豆、红薯、鲤鱼、韭菜、胡萝卜等；久痢以下痢迁延日久或痢疾后期、午后潮热、下痢赤白稠黏、里急欲便、量少难下、腹痛绵绵、心烦口干、手足心热、形体消瘦、小便短黄、舌质干红苔少等为主要症状，饮食调理宜增加调和阴阳、健脾养胃食物的摄入量，比如大枣、糯米、苹果、栗子、莲子、山药、香菇、扁豆、圆白菜、番茄、南瓜、胡萝卜、土豆、猪肚、牛奶等；虚寒痢大便稀薄混有黏液或滑脱不禁、面色苍白、形寒肢冷、神疲乏力、小便清长等功效，饮食调理时宜增加温补脾阳食物的摄入量，比如羊肉、鸡肉、海参、虾、淡菜、韭菜、核桃、莲子、芡实、糯米、粳米、桂圆等。

冬瓜薏苡仁鲫鱼汤　冬瓜 100 克，鲫鱼 1 条，薏苡仁 30 克。冬瓜去皮、瓤，洗净，切丁；鲫鱼处理干净，去骨、刺，肉切成泥；薏苡仁淘洗干净，放入搅拌机中打碎。锅中倒入适量水，放入鲫鱼、薏米，小火炖至熟烂，加冬瓜继续炖至汤色奶白即可。有清热利湿、调补脾胃等功效，可以防治湿热痢，适用于 6 个月以上宝宝。

生姜牛肉泥　牛里脊肉 1 块，生姜 3 片。牛里脊肉去掉筋膜，切成小块，放入锅中，加凉水、姜片大火煮沸，转小火炖至牛肉熟烂，放入料理机中，加少许牛肉汤搅打成牛肉泥即可。可以单独吃，也可以掺在米糊、粥、面条里喂给宝宝食用。有养胃益气、祛寒除湿等功效，可以防治寒湿痢，适用于 7 个月以上宝宝，随着月龄增大牛肉颗粒可以逐渐增大。

南瓜米糊　南瓜 100 克，大米 5 克。南瓜去皮、瓤，洗净，切丁；大米淘洗干净。把南瓜、大米放入豆浆机中，加适量饮用水，开启米糊键，做成米糊即可。也可以把大米放入炒锅中焙酥，研为细末，连同南瓜、水放入锅中，小火一边煮一边搅拌至成米糊状即可。有补益气血、健脾养胃等功效，可以防治久痢，适用于 4 个月以上宝宝。

糯米核桃仁粥　糯米 50 克，核桃仁 10 克，牛奶 250 毫升。糯米淘洗干净，放入搅拌机中搅碎；核桃仁放入炒锅中小火焙酥，研为细末。粥锅中倒入牛奶，加糯米小火煮至熟，加核桃仁继续煮至熟烂即可。有温阳补虚、健脾养胃等功效，可以防治虚寒痢，适用于 6 个月以上宝宝。

推拿调养

清胃经 + 退六腑　先清胃经，妈妈一只手固定宝宝手部，使其掌心朝上，用另一只手的拇指指腹由宝宝掌根推向拇指根方向 100~500 次。再退六腑，妈妈用一只手握住宝宝腕部，固定其手臂，用另一只手的拇指指腹或食指、中指并拢，用二指指腹自肘横纹推向腕横纹 100~500 次。有清热化湿、和胃降逆、除烦止渴、凉血解毒等功效，可以防治湿热痢。

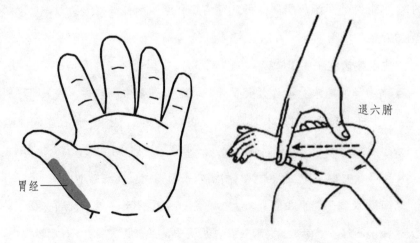

胃经

退六腑

揉外劳宫 + 足三里　先揉外劳宫，妈妈一只手固定宝宝四指，使其掌心朝上，用另一只手的中指指端按揉外劳宫穴 100~300 次。再揉足三里，用拇指指腹稍用力按揉足三里 20~100 次，总体力度在宝宝能承受的范围内。有温中散寒、健脾化湿等功效，可以防治湿寒痢。

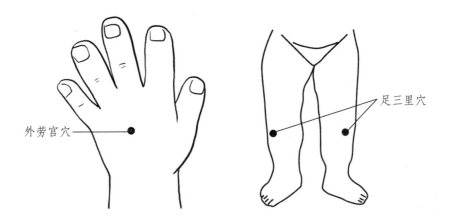

外劳宫穴

足三里穴

分手阴阳＋清补大肠　先分手阴阳，妈妈用两只手的拇指自掌后腕横纹中央向两侧分推 30~50 次。再清补大肠，妈妈用一只手固定宝宝的食指，用另一只手的拇指指腹由宝宝虎口推向食指尖 100~500 次为清大肠，之后由宝宝食指间推向虎口 100~500 次为补大肠。有养阴清热、和血止痢等功效，可以防治久痢。

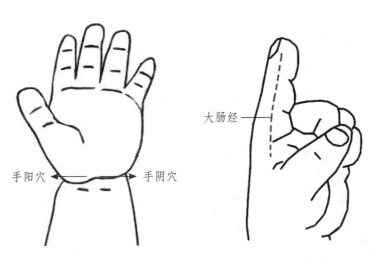

手阳穴　　手阴穴

大肠经

清补大肠＋补肾经＋推七节骨 清补大肠按照上面的做法进行即可。之后妈妈一只手固定宝宝小指，用另一只手的拇指指腹旋推宝宝小指末节螺纹面 100~500 次，称为补肾经。最后让宝宝呈俯卧位，妈妈用拇指指腹着力，自下向上直推七节骨 100~300 次。有温补脾肾、涩肠固脱等功效，可以防治虚寒痢。

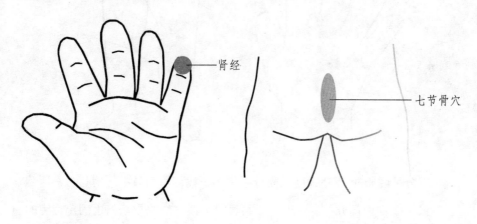

肾经

七节骨穴

 宝宝健康加油站

◎采取积极有效的预防措施。对于具有传染性的细菌性痢疾和阿米巴痢疾，应采取积极有效的预防措施，以控制痢疾的传播和流行。比如妈妈要注意环境卫生和饮食卫生，培养孩子饭前便后洗手、不喝生水、不吃生冷类蔬菜和瓜果、不随地吐痰、不随地大小便的卫生习惯。积极灭蝇、灭蚊，保持室内外清洁，以减少和控制肠道传染病的发生。

◎适当进食。痢疾发生后，需适当禁食，症状稍缓解后以水、米汤等流质、半流质的饮食为主。等病情稳定后，清淡饮食，忌食油腻荤腥之品。等宝宝摆脱痢疾困扰后再恢复正常饮食即可。

急性胃肠炎，饮食推拿辅助宝宝痊愈

急性胃肠炎是十分常见的急性胃肠道疾病，大多是因为饮食不洁引起的。婴幼儿的胃肠道功能比较差，对外界感染的抵抗力低，稍有不适就容易发病，所以急性胃肠炎在 6 个月~2 岁的宝宝之间发病率是比较高的。

临床上，急性胃肠炎常表现为恶心、呕吐、腹痛、腹泻等，其中主要的临床表现为腹泻和（或）呕吐。其中腹泻如果是轻型腹泻，一般状况良好，每天大便在 10 次以下，为黄色或黄绿色，少量黏液或白色皂块样便，粪质不多，有时也呈"蛋花汤样"。如果是较重的腹泻，每天大便数次至数十次，大量呈水样便，有少量黏液。呕吐则表现为呕吐出咖啡样物，且伴随食欲低下。

当宝宝急性胃肠炎症状较轻，仅仅表现为轻度腹泻或呕吐时，妈妈可以先不用着急送宝宝去医院或随意服用药物，先尝试饮食调理和小儿推拿，有时可以取得意想不到的效果。如果宝宝病情较重，出现眼窝凹陷、哭时无泪，前囟凹陷，精神萎靡不振，皮肤黏膜干燥，呼吸急促，皮肤弹性下降，体重下降，心脏加快等脱水症状时，一定要及时送宝宝就医，以免耽误病情。

饮食调养

对于还在母乳期的宝宝，在医生治疗的同时，妈妈要注意合理喂养；添加辅食要循序渐进，以免突然断奶或突然改变食物引发急性胃肠炎。

除此之外，对牛奶、鸡蛋、小麦、坚果过敏时也可以出现急性胃肠炎症状，如果宝宝有相关方面的过敏史，并由此引发急性胃肠炎，建议妈妈立即禁止宝宝食用此类食物。在患病期间，要注意补充水分，并给予易于消化、吸收和营养均衡的食品。同时要注意食物的卫生，防止交叉感染。

莱菔子粥 莱菔子10克，粳米50克。莱菔子洗净，晾干，放入炒锅中小火焙熟，研为细末；粳米淘洗干净，放入清水中浸泡1小时。锅中倒入适量水，放入粳米大火煮沸，转小火熬煮成粥，加莱菔子继续煮至粳米熟烂即可。有和胃理气、助消化等功效，可以缓解急性肠胃炎导致的呕吐、腹泻等症状，适用于8个月以上宝宝伤食性腹泻。

石榴乌梅汤 石榴皮、生姜各15克，乌梅12克。石榴皮、生姜、乌梅分别洗净，放入锅中加水大火煮沸，转小火煎煮30分钟，滤取汁液服用，每日1剂，分3~5次服用。有缓中止泻、消炎排毒等功效，可以防治急性肠胃炎以及其导致的腹泻、呕吐、腹痛等症状，适用于1岁以上孩子。

豆蔻粥 豆蔻5克，生姜2片，粳米50克。豆蔻捣碎，研末；粳米淘洗干净；生姜切末。锅中倒入适量水，放入粳米大火煮沸，加豆蔻、生姜末，转小火煮至粥熟烂即可。有温养脾胃、消食止泻等功效，对宝宝急性胃肠炎，且伴随腹冷、呕吐、虚泻等症状有效，适用于1岁以上的宝宝。

香姜脱脂奶 丁香2粒，姜汁5毫升，脱脂奶250毫升。丁香、姜汁、脱脂奶一同放入锅内煮沸，去丁香晾至温热，让宝宝饮用即可。有温胃、止吐泻的作用，适用于3个月以上宝宝。

糖炒山楂 山楂30克，红糖15克。山楂洗净，去蒂、核，碾碎。炒锅置小火上，放入红糖慢慢炒至溶化，加山楂继续慢慢炒至山楂黏软，盛出晾凉。每次取 1~2 汤匙，加开水冲泡，让宝宝饮用即可。有理气健胃、消食止呕等功效，对于急性胃肠炎，尤其是宝宝食肉过多引发的急性胃肠炎有效，适用于 1 岁以上宝宝。

 推拿调养

急性胃肠炎的推拿治疗方法主要有补脾经、补大肠、揉板门、推三关、运内八卦、揉中脘、摩腹、揉天枢、推上七节骨、按揉足三里十大手法。

补脾经＋补大肠 先补脾经，妈妈一只手固定宝宝手部，使其掌心朝上，用另一只手的拇指指腹在宝宝的拇指螺纹面做顺时针旋推 3~5 分钟。再补大肠，妈妈用拇指指腹由宝宝食指尖直推向虎口 100~500 次即可。有健脾胃、补气血、涩肠固脱、温中止泄等功效。

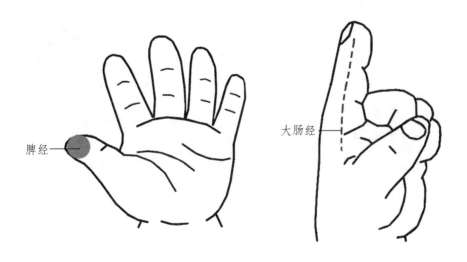

脾经

大肠经

揉板门＋中脘穴 先揉板门，妈妈用一只手固定宝宝手部，使其掌心朝上，用另一只手的拇指指腹蘸取少许推拿油，力度适中地按揉 3~5 分钟。再揉中脘，让宝宝呈仰卧位，妈妈搓热掌心，用指腹或掌根轻轻

211

按揉中脘穴 100~300 次。有健脾和胃、消食和中的功效，可以缓解急性
胃肠炎导致的泄泻、呕吐、腹胀、腹痛、食欲不振等症状。

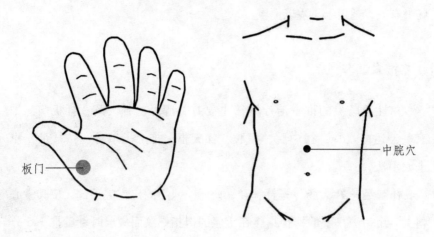

板门

中脘穴

 宝宝健康加油站

◎预防及治疗脱水。病情较轻者，多补充温开水，并注意添加
电解质。病情较重者，应服用专用的口服电解糖液。如果严重脱水，
需要及时送宝宝去医院，进行静脉输液治疗。补充水分时需要注意，
不要给宝宝服用牛奶、碳酸饮料、含有咖啡因的饮料等，这样只
会加重胃肠负担，加重病情。

◎避免使用抗生素。一般急性肠胃炎是不需要服用抗生素的，
只有在极少的情况下需要使用抗生素。止泻药可能会产生严重的
副作用，也应尽量避免使用。所有的用药均要遵医嘱，不要自行
去药店购买。

◎注意皮肤护理。急性胃肠炎容易发生呕吐、腹泻等症状，妈
妈要及时清洗，保证宝宝脸部、臀部皮肤清洁、干爽。必要时遵
医嘱涂抹保护性药膏。

慢性胃炎，坚持调理防复发

慢性胃炎是胃炎的一种，与急性胃炎相对，急性胃炎起病急，妈妈要及时送宝宝去医院。而慢性胃炎是各种原因持续反复作用于胃黏膜所引起的慢性炎症，是一种需要长期调理的小儿常见病。

小儿慢性胃炎的临床表现无特异性，且年龄越小，症状越不典型。那么当宝宝出现哪些症状时，需要警惕慢性胃炎呢？绝大多数慢性胃炎表现为反复发作的上腹部或脐周疼痛，部分患儿部位不固定，经常出现于进食过程中或餐后，轻者为间歇性隐痛或钝痛，严重者为剧烈绞痛，往往伴有呕吐。除此之外，慢性胃炎还会出现进食后上腹饱胀、恶心、厌食伴反酸、嗳气等症状，呕血、黑便的症状虽然有，但是很少见。

饮食调养

慢性胃炎常因冷食、硬食、辛辣或其他刺激性食物引起症状或使症状加重。所以宝宝患慢性胃炎时除了要避免这些食物之外，还要适当补充维生素，以及调养脾胃的食物，比如瘦肉、鸡、鱼、动物内脏、

怎么才能分辨宝宝胃酸分泌的多少呢？

胃酸对于宝宝来说是一把双刃剑，分泌过多时，宝宝会感到胃部不适，比如有烧灼感、吞酸、反胃、吐酸水、嗳气等。如果分泌过少，则会表现为上腹部不适、食欲差、消化不良、爱打嗝、胸口烧痛等。妈妈根据宝宝表现进行判断即可。

绿叶蔬菜、番茄、茄子、红枣等。同时要改善宝宝的饮食习惯，定时定量喂食，并且注意营养搭配、清洁卫生等。

猴头菇鹌鹑汤 鹌鹑150克、猴头菇50克、生姜、盐各适量。鹌鹑处理干净，切块；猴头菇洗净，切片；生姜拍扁，切碎。把鹌鹑、猴头菇、生姜放入锅中，加入清水适量，大火煮沸，撇去浮沫，转小火煲2个小时，加盐调味即可。有养脾胃、助消化、滋补气血等功效，可以防治慢性胃炎，适用于1岁以上宝宝。

羊肉山药粥 羊肉、山药各100克，粳米50克，盐适量。羊肉洗净，放入沸水锅中煮熟，捞出放入料理机中搅打成泥；山药去皮，洗净，切块，放入锅中蒸熟，取出碾成泥；粳米淘洗干净，放入清水中浸泡1小时。锅中倒入适量水，放入粳米大火煮沸，加羊肉、山药，转小火熬煮至粳米熟烂，加盐调味即可。有益气补虚、温中暖下、调补脾胃等功效，可以改善慢性胃炎，适用于1岁以上宝宝。

推拿调养

按揉中脘穴 让宝宝呈仰卧位，露出腹部，妈妈搓热手掌，拇指指腹放在中脘穴处，随着宝宝的呼吸用力徐徐下压，待10次呼吸后再慢慢抬起，如此反复2分钟左右即可。有调理中气、健脾利湿、和胃降逆、疏肝宁神等功效，可以防治慢性胃炎及其导致的相关症状。

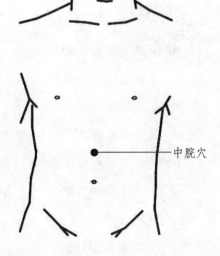

中脘穴

按摩足三里穴　取仰卧位，双手四指并拢，妈妈用拇指指腹按揉足三里穴 1~2 分钟，力度在宝宝承受范围内稍微重一些。有调理脾胃、调和中气、和肠消滞、疏风化湿等功效，是防治胃病的常用穴位。

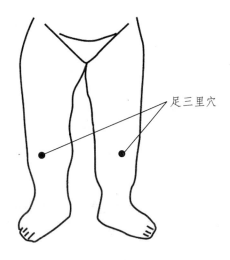

足三里穴

 宝宝健康加油站

◎注意保暖。秋凉之后，昼夜温差变化较大，妈妈要帮宝宝做好保暖，尤其是腹部、腰背部的保暖工作，适时增添衣服，夜晚睡觉盖好被子，以防因腹部着凉而引发胃痛，诱发慢性胃炎。

◎饭后服药。宝宝如果在服药，又有慢性胃炎时，建议饭后服药，以防刺激胃黏膜而导致病情恶化。

◎保持愉快的心情。慢性胃炎的发生与情绪密切相关，建议妈妈及时疏导孩子的情绪，避免紧张、焦虑、愤怒、长时间哭闹等情绪。

◎适当锻炼身体。妈妈要带宝宝经常进行户外锻炼，多晒太阳，以提高抗病能力。

腹痛，饮食调理加配套按摩

　　日常生活中，几乎所有的宝宝都出现过腹痛的情况，甚至可以说小儿腹痛是宝宝最常见的症状之一。小儿腹痛不仅是儿科消化道疾病的重要信号，也是许多腹部以外疾病的一种表现，很多疾病均可以引发腹痛。

　　小儿腹痛的原因有很多，首先应区分是器质性的还是功能性的。所谓器质性是指内脏器官病变所致，比如胃炎、胃溃疡、肠梗阻、肠虫症、阑尾炎、肺炎等。功能性则多为胃肠异常蠕动、胃肠道痉挛、胃肠道管腔胀气引起，通常与饮食不当、受凉、精神因素等有关，宝宝常表现为反复发作、自行缓解。对于器质性的腹痛，妈妈应该带宝宝及时就医，切忌不可随意推拿、服用食物与药物等。对于功能性腹痛，妈妈可以适当地给宝宝配合饮食调理、小儿推拿，能够起到缓解腹痛的效果。因为很多妈妈无法区分器质性与功能性腹痛，所以建议宝宝出现腹痛时，家长应及时带宝宝去医院检查确诊。确诊后，可根据病情选择适当的调理方法。

饮食调养

　　宝宝有腹痛症状时，饮食的总的原则是细、软、嫩、烂，而且要富有营养，适当增加牛奶、蛋类、鱼类、豆制品、面条、粥、新鲜蔬菜和水果的摄入量。同时可以多吃一些对脾胃消化有帮助的食品，如山药、扁豆、莲子、鸡内金、猪肚等。除此之外，要少吃生冷刺激性食物，避免进食霉变腐败食物，养成良好规律的饮食习惯，注意个人卫生，饭前便后要注意勤洗手等。

牛奶蜂蜜蛋饮 牛奶 220 毫升，蜂蜜 30 克，鹌鹑蛋 1 个。牛奶倒入锅中煮沸，磕入鹌鹑蛋搅拌均匀，煮至鹌鹑蛋熟后关火，晾至温热，调入蜂蜜即可。作为早餐饮品让宝宝饮用，有滋阴润肺、理气止痛、促进消化等功效，可以防治腹痛，适用于 1 岁以上宝宝。

白术猪肚粥 猪肚 1 个，白术 30 克，槟榔 10 克，粳米 50 克，姜、盐各适量。白术、槟榔洗净，放入锅中加水煎汤，去渣取汁；猪肚去臊线，洗净，切小块；粳米淘洗干净。药汁倒入锅中，放入猪肚、粳米，酌情加水，大火煮沸后转小火熬煮成粥，加盐调味即可。有补中益气、健脾胃的功效。分早晚餐让宝宝温热食用，3~5 日为一个疗程，如果见效，停 3 天再进行下一个疗程，有调补脾胃、理气止痛等功效。适用于 3 岁以上孩子。

推拿调养

按摩中脘穴 + 分推腹阴阳 让宝宝呈仰卧位，妈妈用指端或掌根部位按揉宝宝中脘穴 100~300 次。然后妈妈搓热双手，以双手大拇指沿两肋边缘向两边分推 200~300 下，总体力度以宝宝耐受为度。有消积导滞、健脾和胃、理气和中等功效，可以快速缓解宝宝腹胀、腹痛的相关症状。

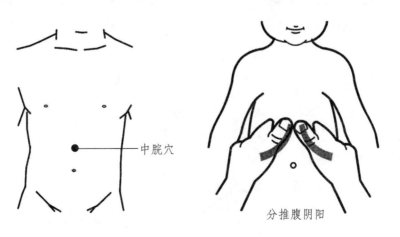

中脘穴

分推腹阴阳

按揉一窝风　妈妈用拇指指腹按揉宝宝一窝风2分钟，力度在宝宝耐受的范围内稍微重一些。有温中行气、止痛散寒、安神镇静等功效，可以防治腹痛。

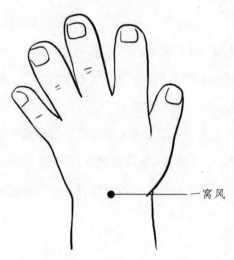

一窝风

宝宝健康加油站

◎及时发现宝宝有腹痛现象。年龄较大的宝宝，腹痛时自己会跟妈妈说，但是年龄小不会说话的宝宝，妈妈要判断宝宝是否腹痛，则需要仔细观察宝宝的表现。比如腹痛时，宝宝一般会发出尖锐和持续不绝的哭声，出现腹部膨胀而紧张，下肢向上弯曲，两手握拳，肘部弯曲、紧贴躯干等现象，此时妈妈可以用手按摩婴儿腹部，宝宝如果停止哭泣或者哭得更厉害，则应考虑腹痛的存在。

◎病因不明前不要喂饭或喂药。宝宝出现腹痛后，一定要及时就医，请医生查清病因，在未弄清楚病因之前，暂时不要给宝宝吃东西、喂止痛药，以免加重腹痛或掩盖病情。

腹胀，分清病因再按摩

很多妈妈可能会遇到过这种情况，宝宝总说肚子不舒服，妈妈观察后发现宝宝腹部突出，如果用手指轻敲肚子还会有"咚咚"的声音，这是怎么回事呢？其实这在很大程度上表明宝宝腹胀了。

腹胀即腹部胀满，可由于肠腔、腹腔内积气、积液、腹内巨大肿物或肝脾肿大等多种因素引起。当宝宝腹胀时伴有呕吐、食欲不振、体重减轻、发烧、便血、腹部有压痛感、肚子鼓胀有绷紧感时，妈妈要及时带宝宝到医院进行相关的检查和治疗，以免情况愈加严重。当宝宝是因为吃多了不消化、吞入空气等导致腹胀，没有其他不适和伴随症状时，则可以通过本节方法进行调理，让宝宝尽快摆脱腹胀困扰。

饮食调养

宝宝有腹胀症状时，要适度补充纤维食物，比如粗粮、苹果、樱桃、豆及豆制品、竹笋、菜花、菠菜、南瓜、白菜等；适当增加润肠通便、理气消食食物的摄入量，比如番茄、胡萝卜、白萝卜、豆腐、洋葱、西梅、菠萝等。少吃容易在胃肠产生气体、不易消化的食物，比如土豆、面食、糖类和炒豆、硬煎饼等。除此之外，妈妈要帮宝宝养成良好的进食习惯，避免狼吞虎咽、进食太快、边走边吃等进食方法，避免消化不良，以及吞入空气等造成腹胀。

小米香菇粥 小米 50 克，香菇 3 朵，鸡内金 5 克。小米淘洗干净；

香菇泡发，洗净，去蒂，切末；鸡内金洗净，切碎。锅中倒入适量水，放入小米、鸡内金小火熬煮成粥，加香菇继续熬煮至小米熟烂。有健脾和胃、消食化积等功效，对于消化不良引起的腹胀有很好的调理作用，适用于 6 个月以上宝宝。

瘦肉萝卜汤 瘦肉 30 克，白萝卜 100 克，芹菜、胡萝卜、豆芽各 5 克，姜、盐、鸡汤各适量。瘦肉洗净，剁成肉泥；白萝卜洗净，去皮，切丝；芹菜、胡萝卜、豆芽分别洗净，芹菜切末，胡萝卜切丝；生姜切丝。锅中倒入适量水煮沸，加白萝卜、胡萝卜焯至断生，捞出备用。另起锅，倒入适量油烧热，加姜丝、肉丝爆出香味，加鸡汤煮沸，放入白萝卜、胡萝卜、芹菜、豆芽煲至熟烂，加盐调味即可。有健胃消食、通便利尿等功效，对于消化不良、便秘等导致的腹胀有很好的调理作用，适用于 1 岁以上宝宝。

推拿调养

揉板门 + 顺运内八卦 妈妈用一只手固定宝宝的手部，使其掌心朝上，用另一只手的拇指指腹轻轻按揉板门穴 3~5 分钟。然后用拇指指腹

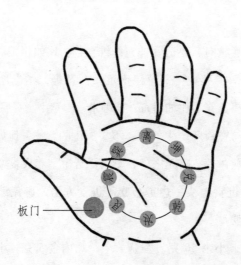

顺时针推拿内八卦 3~5 分钟即可。有健脾和胃、消食化滞、运达上下之气等功效。

分推膻中 + 腹阴阳　让宝宝呈仰卧位，妈妈搓热手掌，用双手拇指指腹按在膻中穴处，向两旁分推 10~20 次。然后妈妈用两只手从宝宝腹部中间、胸骨下方沿肋骨下缘向两边分推，推到腹部两侧 30 次。有宽胸理气、健脾和胃、消食化痰等功效。

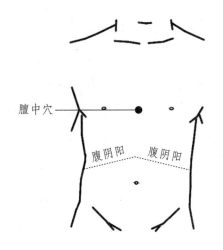

膻中穴

腹阴阳　　腹阴阳

 宝宝健康加油站

◎防止不良情绪。焦躁、忧虑、悲伤、沮丧、抑郁等不良情绪都可能使消化功能减弱，或刺激胃部产生过多胃酸，所以在进食时妈妈要尽量保证宝宝心情愉悦。

◎增强体质。注意锻炼身体，妈妈应每天带宝宝进行适量的室外运动，不仅有助于克服不良情绪，而且还可以帮助消化系统维持正常功能。

便秘，坚持摩腹法效果好

便秘是由于排便规律改变所致，指排便次数明显减少、大便干燥且坚硬、秘结不通、排便时间间隔较久（>2 天）、无规律，或虽有便意而排不出大便的症状。

小儿便秘可以分为功能性便秘和器质性便秘两大类。功能性便秘是指单纯的便秘，无其他器质性的病变，约占儿童便秘的 90% 以上，通过系统调理之后，一般是可以痊愈的，而在系统调理之中，妈妈通过配合饮食、推拿的调理，可以加速宝宝痊愈。器质性便秘多与先天性巨结肠及巨结肠类缘病（肠神经元性发育异常）、肛门狭窄、甲状腺功能低下等有关，诊断应结合病史、体查以及相关检查综合考虑，治疗方法常常以手术、药物治疗为主。

当宝宝发生便秘时，妈妈应予以足够的重视，否则病情加重，容易导致宝宝出现痔疮、肛裂、脱肛等其他疾病，会对宝宝的身体健康产生较大的影响。

饮食调养

宝宝便秘时，妈妈要改善宝宝的饮食内容，多补充水分和富含膳食纤维的食物，帮助宝宝软化大便。同时要帮助宝宝形成良好、科学的膳食结果，多吃主食，少吃零食，适当食用酸奶、苹果、黑芝麻、木耳、白菜、苹果、燕麦等润肠通便的食物。

香蕉苹果泥 香蕉 1 根，苹果 1 个。香蕉和苹果刮成泥，根据宝宝的食量，将果泥上锅隔水蒸 3 分钟左右，晾至温热给宝宝食用，有润肠通便的功效，适用于 4 个月以上宝宝。

牛奶燕麦粥 燕麦 90 克，牛奶适量。燕麦淘洗干净，放入清水中浸泡 30 分钟。锅中倒入适量水，放入燕麦，大火煮沸，小火煮 20 分钟，加入牛奶，小火慢煮至燕麦熟烂。有润肠通便、补虚养血等功效，适用于 4 个月以上宝宝。

黑芝麻枣泥 黑芝麻 50 克，大枣 10 枚。黑芝麻淘洗干净，晾干，放入锅中小火焙酥，盛出研末；红枣洗净，去核，放入锅中蒸熟，取出捣成泥。黑芝麻末与枣泥搅拌均匀，放入冰箱冷藏。每次取 1 勺放入杯中，加开水冲泡饮用，每日 1~2 次，连服 7~10 天。有滋阴补虚、补气益血、润肠通便等功效，适用于 6 个月以上宝宝。

推拿调养

摩腹法 让宝宝呈仰卧位，妈妈搓热手掌，用掌心按顺时针方向，缓缓按摩腹部 100~300 次，再从上至下按摩 200 次，直至感觉腹部发热、变软即可停下。每日 1 次，5 天为 1 个疗程。肠道在腹部的走向是

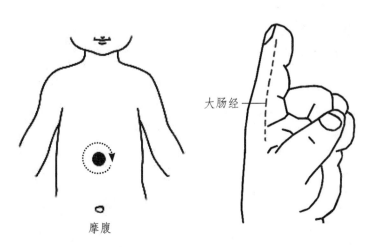

摩腹

大肠经

顺时针方向，加上宝宝的腹壁比较薄，所以顺时针按摩可以促进肠蠕动，帮助排便。

清大肠　妈妈用一只手固定宝宝食指，用另一只手的拇指指腹从宝宝虎口推向食指尖 100~500 次。有清利肠腑、除湿热、导积滞等功效。

运水入土　取掌小横纹、小天心穴。妈妈用一只手固定宝宝手部，使其掌心朝上，用另一只手的拇指指腹按照小指→掌小横纹→小天心穴→拇指的顺序推运 100~300 次。有健脾胃、助运化、润肠通便等功效，可以用来防治宝宝便秘，尤其是脾胃虚弱导致的便秘。

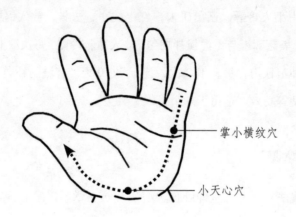

——掌小横纹穴

——小天心穴

 宝宝健康加油站

◎帮助宝宝养成良好的排便习惯。训练宝宝排便期间，妈妈要耐心讲解排便的意义，嘱咐宝宝每日晨起饮水或早餐后 30 分钟坐便盆 5~10 分钟，以培养排便反射。便器应适合宝宝的高度，使双膝水平高于臀部，双足应着地以便用力，避免排便时久蹲、久坐及过于用力而导致疲劳。

◎适当运动。妈妈应鼓励宝宝在平时多参加体育运动，以便于增加胃肠蠕动，促进排便。